内容提要

《股骨头坏死一本通——诊断·治疗·康复》由南方医科大学南方医院王健主任医师与众多经验丰富的临床一线医务工作者共同编纂，旨在为读者全面解读股骨头坏死相关知识。本书将复杂的医学知识以简明易懂的方式呈现给读者，避免使用过多的医学专业术语，使读者更容易理解和应用。

本书主要内容分为基础篇、就医篇、治疗篇、生活篇及康复篇。基础篇深入浅出地介绍了股骨头坏死的现状、病因、症状和预防方法等；就医篇向读者介绍了如何正确就医和常见的误诊情况；治疗篇详细介绍了股骨头坏死的治疗方法，包括非手术治疗和手术治疗；生活篇向读者阐述了如何在日常生活中保养关节，包括减重、运动和饮食等；康复篇则提供了术后康复锻炼计划，帮助读者了解如何恢复髋关节功能。此外，书中配多幅彩图以帮助读者更好地理解和学习股骨头坏死诊疗相关知识。本书具有科学性、实用性，适用于股骨头坏死患者及其家属、医学专业人士及对股骨头健康感兴趣的读者。

股骨头坏死

一本通

——诊断·治疗·康复

主 编 王 健 梁芳果 蒲晓春

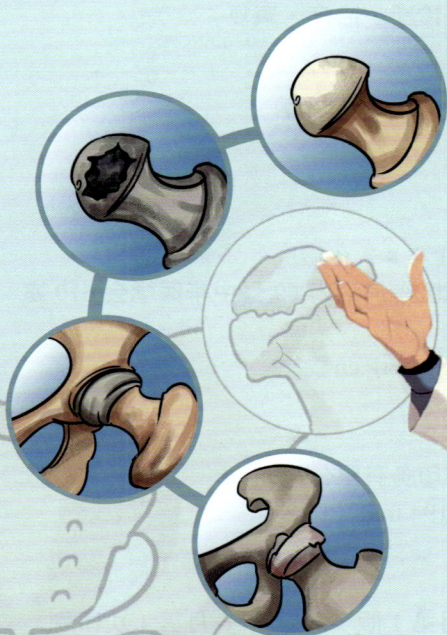

中华医学电子音像出版社
CHINESE MEDICAL MULTIMEDIA PRESS
北 京

图书在版编目（CIP）数据

股骨头坏死一本通：诊断·治疗·康复 / 王健，梁芳果，蒲晓春主编.
—北京：中华医学电子音像出版社，2024.6
ISBN 978-7-83005-378-9

Ⅰ．①股…　Ⅱ．①王…　②梁…　③蒲…　Ⅲ．①股骨颈 - 坏死 -
诊疗　②股骨颈 - 坏死 - 康复　Ⅳ．① R681.8

中国国家版本馆 CIP 数据核字（2024）第 080065 号

股骨头坏死一本通——诊断·治疗·康复
GUGUTOU HUAISI YIBENTONG——ZHENDUAN · ZHILIAO · KANGFU

主　　编：王　健　梁芳果　蒲晓春
策划编辑：栾翔凌
责任编辑：周寇扣
责任印刷：李振坤
出版发行：中华医学电子音像出版社
通信地址：北京市西城区东河沿街 69 号中华医学会 610 室
邮　　编：100052
E - mail：cma-cmc@cma.org.cn
购书热线：010-51322635
经　　销：新华书店
印　　刷：廊坊市佳艺印务有限公司
开　　本：889 mm×1194 mm　1/32
印　　张：4
字　　数：90 千字
版　　次：2024 年 6 月第 1 版　2024 年 6 月第 1 次印刷
定　　价：45.00 元

编委会

主　编

王　健　梁芳果　蒲晓春

副主编

宋慧娟　包良笑　李秋红　陈　莺

编　委（以姓氏笔画为序）

王　健　包良笑　刘玮璐　李　涛

李　婧　李秋红　李笑银　肖　何

宋慧娟　陈　莺　姚俏冰　翁巧兰

唐素梅　梁芳果　蒲晓春

随着人们生活方式的改变和医疗水平的提高，越来越多的疾病得到有效的控制和治疗。股骨头坏死是一种由股骨头血液供应中断导致骨组织死亡的病症，是一种常见的骨科难治性疾病，给患者带来极大的痛苦和困扰，严重影响患者的生活质量和身体健康。在医学领域，对于股骨头坏死的诊断、治疗和康复方法已有深入的研究和丰富的实践经验。但是，这些专业知识往往分散在各种医学书籍和期刊中，对于普通患者和想了解相关知识的读者来说并不容易获取和理解。为了帮助广大读者更好地了解和掌握股骨头坏死诊治和康复的相关知识，笔者组织多位在股骨头坏死领域具有丰富经验的专家和学者组成编委会，根据他们多年的临床经验，参考相关指南和共识，将这些宝贵的知识和经验进行整理、归纳，以通俗易懂的语言呈献给广大患者和关心股骨头健康的人群。编委会对本书内容进行了严格的审查和把关，确保所传递的信息科学、准确、切实可行。同时，采用问答形式，有助于读者更好地理解和掌握相关知识。

本书的主要内容包括股骨头坏死的诊断、治疗和康复3个方面。在诊断方面，详细介绍了股骨头坏死的病因、症状、诊断方法和相关检查，帮助患者及时发现病情，为后续的治疗和康复打下坚实基础；在治疗方面，根据病情的轻重缓急，分别介绍手术治疗和非手术治疗，帮助患者选择适合自己的治疗方案；在康复方面，重点讲解康复训练、心理调适、饮食调理等知识，帮助患者在治疗过程中保持良好的心态和生活习惯，以达到最佳的康复效果。

　　本书适用于广大股骨头坏死患者及其家属、医学专业人士及对股骨头健康感兴趣的读者。通过阅读本书，患者可以更深入地了解自己的病情，积极参与到诊疗和康复过程中；家属可以更好地理解和支持患者，共同应对疾病带来的挑战；医学专业人士可以加深对股骨头坏死相关知识的了解，提高疾病诊疗水平；对股骨头健康感兴趣的读者可以通过本书了解股骨头相关医学知识。

　　本书内容全面、通俗易懂、实用性强。希望读者在阅读时能够保持开放的心态，关注最新的医学动态和研究成果。同时，欢迎读者提出宝贵的意见和建议，以便我们在未来的修订和完善中不断提高内容质量和实用性。

　　最后，衷心感谢所有参与本书编写、审稿、编辑和出版工作的同仁们。正是他们的辛勤付出和专业精神，才使本书得以顺利问世。同时，也要感谢广大读者对本书的关注和支持，希望本书能为广大患者和关心股骨头健康的人群带来实实在在的帮助和指导。愿每一位读者都能从中受益，并在战胜疾病的道路上勇敢前行！期待与您在书中相遇与交流！

主　编

2024 年 4 月于广州

目 录

第二部分　就医篇：不再蒙在“股”里

第四部分　生活篇: 关节保养 "说明书"

第五部分　康复篇：术后康复锻炼指导

第一部分 基础篇

『股事』早知道

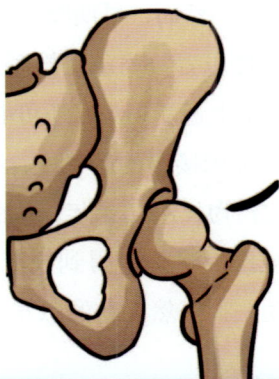

1 股骨头坏死的现状是什么样的？

股骨头坏死是一种常见的骨科难治性疾病，据不完全统计，我国约400万人患有股骨头坏死。2015年，*Chinese Medical Journal*报道中国人股骨头坏死的发生率约为0.725%，且有激素使用史、髋部外伤史、酗酒史等情况人群的发病率明显更高。近年来，随着敏感性检查方法的发展和逐步普及，越来越多的股骨头坏死患者可在早期被发现。股骨头坏死的进展是一个漫长过程，患者通常会经受长期的生理和心理痛苦。然而，早期股骨头坏死的治疗效果并不佳，许多非法医疗机构抓住患者"病急乱投医"的心理，误导患者治疗，这不仅使患者在经济上遭受损失，还可能导致患者错过最佳的治疗时机。

在笔者临床接诊的患者中，有的患者"痴迷"于服用某些效果未经证实的药物长达10余年，从而导致其长期无法正常工作和生活，直至在正规医疗机构中得到规范化治疗并回归社会后才幡然醒悟，之后也带动一批茫然无助的患友，重新回归规范化治疗之路。

2 股骨头在哪个位置？它的作用有哪些？

（1）股骨头的位置：股骨头在体表位于髋关节腹股沟中点处，即大腿根中部。从解剖位置来看，股骨头在髋关节里。髋关节就是人们常说的"胯骨"。

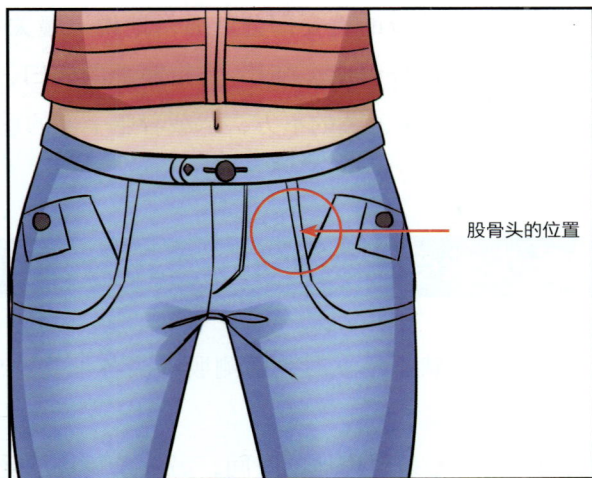

股骨头的位置

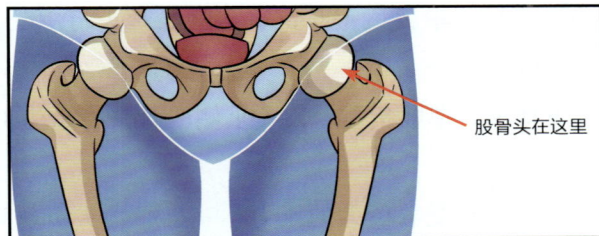

股骨头在这里

（2）股骨头的作用：髋关节是人体的重要结构，连接躯干和下肢，具有分担上半身重量和承载下肢活动的重要功能。髋关节是人体中较大的关节之一，担负着连接上、下半身，以及支撑上半身体重的重任。髋关节既有稳固性，又有很大的灵活性，不仅可以前后左右活动，还可以向内侧、外侧旋转，是自由度非常高的关节。也正是由于髋关节能大范围多方位自由转动，才使人们能享受各种运动的乐趣。同时，髋关节周围有多条韧带和肌肉包裹，其稳定性比较高。

　　股骨头是组成髋关节的重要部分。通俗地说，髋关节主要由一"臼"一"头"两部分组成。"臼"是指髋骨的髋臼，而"头"是指股骨头。股骨头在髋关节的下方，承载着躯干部的重量。

3 股骨头承受了多大的压力？

　　（1）人处于静止状态站立时，两侧股骨头各承受50%上半身体重的压力。

　　（2）缓慢步行，一条腿离地的瞬间，另一条腿将承受1.5～2.0倍上半身体重的压力。

　　（3）快速步行，单腿负重时，负重侧股骨头将承受2倍以上上半身体重的压力。

　　（4）上下楼梯，单腿负重时，负重侧股骨头将承受3～4倍上半身体重的压力。

　　股骨头每天都承受着巨大的压力。一旦股骨头出现问题，会

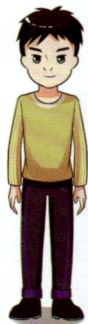 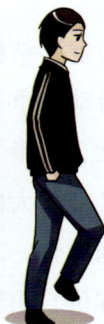 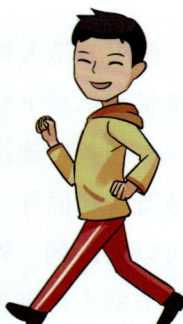 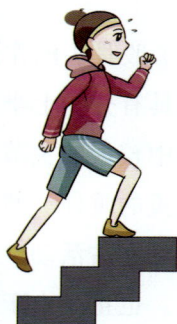

站立　　　　慢走　　　　　快步走　　　　　上楼梯

引起髋关节疼痛，从而使活动受限。患者一走路就痛，无法享受自由活动的生活，难免心情不顺畅。

在日常生活中，我们要学习保养髋关节的知识，合理运动、戒烟、戒酒，控制体重，养成良好的生活习惯。

4 股骨头坏死的发生机制和病变过程是什么样的？

（1）股骨头坏死的发生机制：各种原因引起的股骨头血流受阻，会使其得不到充足的养分，股骨头内可出现缺血、缺氧，并继发水肿，导致压力增高，此时，患者会感觉明显的髋关节疼痛，而后由于股骨头无法支撑体重负荷而塌陷，导致患者髋关节变形和功能障碍。股骨头坏死会导致髋关节功能丧失，有致残的可能，如果未得到正确治疗，患者则可能终身"呆"在轮椅上。

（2）股骨头坏死的病变过程：假设用苹果来代表股骨头，正常的股骨头就像好的苹果一样又圆又滑。而坏死的股骨头就像烂苹果，烂掉的区域如果正好是承重点，随着时间的推移，就会出现塌陷，继而逐渐腐烂至深部。

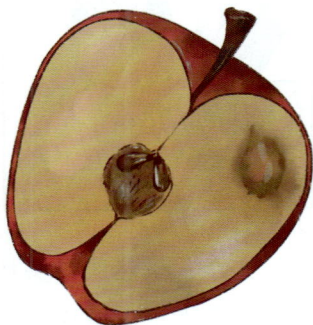

股骨头坏死**病变**过程

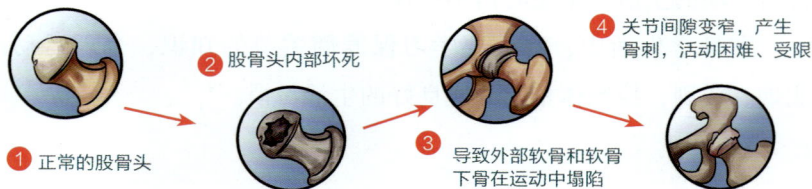

① 正常的股骨头

② 股骨头内部坏死

③ 导致外部软骨和软骨下骨在运动中塌陷

④ 关节间隙变窄，产生骨刺，活动困难、受限

5 股骨头坏死是"不死的癌症"吗？

用"不死的癌症"来形容股骨头坏死过于夸张，也不恰当，只会给患者带来沉重的心理包袱。在临床上经常看到两类就诊患者：一类是听到自己被诊断为股骨头坏死就焦虑不安，甚至"一夜白头"；另一类是听到自己患的不是股骨头坏死，就如释重负，如获新生。为什么大家会对股骨头坏死"谈虎色变"？因为一些老百姓认为，一旦发生股骨头坏死，采用药物治疗等方法很难逆转病情的发展，大多数患者会出现股骨头塌陷而导致残疾，从而需要手术治疗。

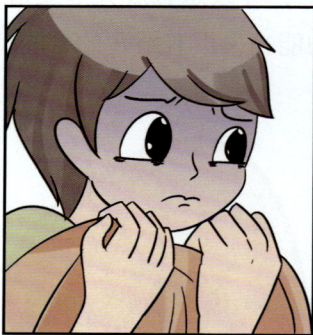

如今，虽然股骨头坏死仍无法治愈，但通过正确的治疗后，大部分患者可以像正常人一样工作、生活。因此，股骨头坏死患者一定要前往正规的医疗机构就诊，这样才能得到专业的诊断分期、接受规范的治疗，不能听信未经证实的偏方、秘方，更不能病急乱投医。

6 股骨头坏死的早期"信号"有哪些？

（1）疼痛：是股骨头坏死最常见的临床表现，多出现于髋关节（胯部）、大腿根部（髋部、腹股沟部）和臀部。早期股骨头坏死患者的疼痛多为隐痛，常在活动后或劳累后出现，一般经过休息能缓解。但若未得到及时休息和治疗，则疼痛会越来越严重，逐渐发展为持续性疼痛，范围可放射至膝关节。

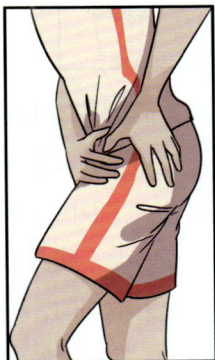

（2）髋关节功能减退：随着病情的发展，患者的髋关节越来越不灵活，想弯腰系个鞋带也困难，跷个二郎腿也不容易。

（3）跛行：股骨头坏死导致股骨头周围的肌肉萎缩，晚期的股骨头坏死，股骨头会塌陷，从而使患肢缩短，患者走路时患肢不能负重，一瘸一拐，走起路来像鸭子一样摇摆。

如果发现以上这几个症状，就要怀疑是否患有股骨头坏死了。建议在疼痛发生的早期前往医院检查，明确疼痛的原因。

7 髋部疼痛一定是股骨头坏死引起的吗？

髋部疼痛不等于一定得了股骨头坏死。除股骨头坏死外，还

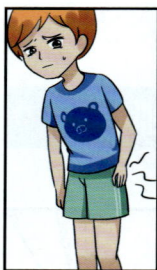

有许多疾病可以引起髋部疼痛，常见的疾病主要有以下5种。

（1）髋部肌肉拉伤：患者多有急性外伤病史，常有髋关节局部肿胀、压痛、皮肤出现淤青等症状。

（2）股骨颈骨折：若为嵌插骨折，则其临床表现非常隐匿，患者常常不会表现出典型的活动受限，髋部仅有轻微疼痛，此时容易漏诊。

（3）髋关节发育不良导致的髋关节骨关节炎：一般由先天性髋关节发育不良引起股骨头增大，髋臼窝变浅包不住股骨头，股骨头受力不均匀，导致磨损加快。随着年龄的增长，发展为髋关节骨关节炎，其主要症状为髋关节疼痛及活动受限，患者多为女性。

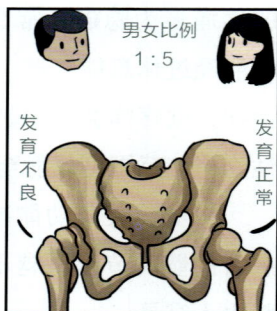

男女比例 1:5

发育不良　发育正常

（4）免疫性疾病累及髋关节：常有强直性脊柱炎、类风湿关节炎累及髋关节等部位导致疼痛症状。

（5）腰椎间盘突出症：其病因之一是腰椎神经受到刺激。当患者腰痛时，也可引起髋部或臀部疼痛。

总之，股骨头坏死只是髋部疼痛的原因之一。究竟是什么原因导致的髋部疼痛，还需要交给专业的医生进行综合的检查与诊断。

8 哪些人群容易患股骨头坏死？

容易患上股骨头坏死的人群主要有以下几类。

（1）长期大量饮酒者：长期大量饮酒会导致股骨头坏死。也许您是第一次听说吧？可事实就是如此，虽然目前尚无公认、确切的研究报道可引起股骨头坏死的饮酒频率及酒精摄入量，但长期大量饮酒已被证实是导致酒精性股骨头坏死主要的原因之一。

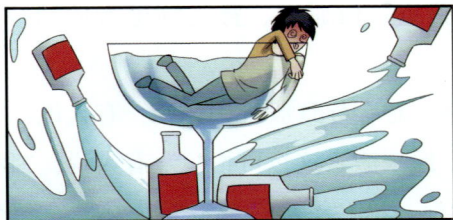

（2）长期或大量使用糖皮质激素者：①因病情需要长期大量使用激素，如系统性红斑狼疮、类风湿关节炎等；②因某些原因长期误用糖皮质激素。

（3）有髋部外伤史者：生活、工作、运动中不慎造成的股骨颈骨折、髋关节脱位或其他髋部外伤均可造成股骨头血管损伤，为股骨头坏死的发生埋下隐患。

（4）其他人群：深水潜水员、高空飞行人员等特殊职业人群也是发生股骨头坏死的高危人群。

上述人群一旦出现髋关节疼痛，要尽早前往医院检查。遵医嘱进行磁共振成像（magnetic resonance imaging，MRI）检查，也可以进行计算机体层成像（computed tomography，CT）、X线检查。

9 激素用多了会导致股骨头坏死吗？

（1）激素使用的必要性：笔者这里所说的激素是指糖皮质激

素。有时候临床上为了抢救重症患者，医务人员在权衡利弊后，会对其使用大量激素。例如，对病情危重的某些病毒性肺炎患者使用"激素冲击疗法"。虽然此疗法可以拯救许多患者的生命，但患者可能会留下后遗症——激素性股骨头坏死。除此之外，在系统性红斑狼疮、白血病、肾炎等患者的治疗中也需要应用激素。

（2）激素不一定会导致股骨头坏死：有人说："我只知道用了激素人会发胖，原来激素这么可怕！"有人说："我有哮喘，长期口/鼻喷激素治疗，这会不会造成股骨头坏死？"有人说："我父亲患有类风湿关节炎多年，必须使用激素才能控制病情，这可怎么办呢？"

短期过大剂量使用或长期大剂量使用激素，确实有导致股骨头坏死的风险。有报道指出，患者摄入总剂量相当于泼尼松200 mg以上时，其股骨头坏死的发生率明显升高。同时，在临床上也可以看到，许多类风湿关节炎患者即使长期大量使用激素也没有发生股骨头坏死；一些患者虽然长期应用激素，但激素的用量比较小，也不会引起股骨头坏死；一些患者应用的激素剂量比较大，在短时间内就发生了股骨头坏死；一些患者应用的激素剂量比较小，但也发生了股骨头坏死。

（3）激素引起股骨头坏死的可能原因：激素在身体内长期积蓄，会造成血液黏稠度增高，脂肪在肝脏沉积，造成高脂血症及血管末梢脂肪栓塞。栓塞会堵塞骨微细血管，进而使骨发生缺血性坏死。再加上激素可引起骨质疏松，使骨质容易塌陷，更使股骨头"雪上加霜"。

骨质疏松

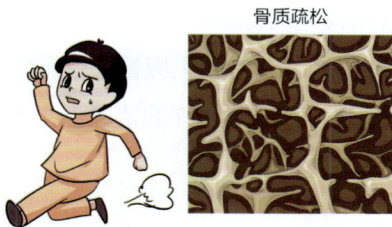

　　由此可以看出，激素的使用时间、使用剂量及个人体质都会对激素性股骨头坏死的发生造成影响，需要综合评估。虽然我们不必谈激素色变，但是一定要严谨、科学并遵医嘱使用激素。

10 如何正确使用激素以避免发生股骨头坏死？

　　短期或长期使用大剂量激素有发生股骨头坏死的风险。那应该怎么办？难道为了治疗疾病，就只能眼睁睁地看着股骨头"受罪"吗？当然不是，我们需要正确使用激素。

　　（1）激素或含激素的药物一定要在正规医院医生的指导下应用。不能轻信所谓的"偏方"或"祖传秘方"，这些药物很可能含有激素，用了之后虽然能暂时缓解症状，但因激素的用量和用法

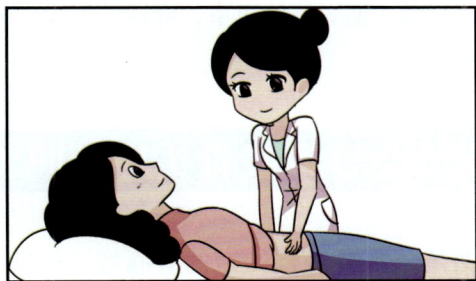

不正确，可能会造成较大的隐患。

（2）在对患者应用激素时，医生应警惕会发生股骨头坏死。做到早诊断、早治疗、早预防。病情允许的情况下，及时停止使用激素。

11 接受了激素治疗，需要注意什么？

（1）定期到医院复查MRI（一般建议每3～6个月复查1次），以便在早期发现股骨头坏死，特别是在开始应用激素2年内。

（2）一旦髋关节出现疼痛、不适或无力，应及时就医。

（3）自行按压腹股沟中点，如有疼痛、不适或酸胀感应及时就医。

（4）盘腿时出现髋部疼痛，应及时就医。

（5）避免髋关节受到外伤，以减少股骨头坏死的发生。

（6）避免长时间负重走路，如果需要长距离活动，建议车辆代步，以减少负重。

（7）避免跑、跳等剧烈运动。

（8）戒烟、戒酒。激素再加上烟、酒等多重因素的影响，对股骨头的血液供应影响更大，可增加发生股骨头坏死的风险。

（9）减重可以减少股骨头的负重，降低发生股骨头坏死的概率。

12 饮酒会导致股骨头坏死吗？

饮酒的坏处有哪些？我们知道的有酒驾、酒精中毒、脂肪肝等。除了上述坏处，你可知道，还有一种老百姓经常忽视的坏处——股骨头坏死。

案例1： 邱先生，48岁，是一家小超市的老板。平时除了进货需要外出，其余时间基本都在店里照看生意，于是养成了每天喝半斤（250 ml）白酒、抽1包烟的习惯，至今持续20余年。

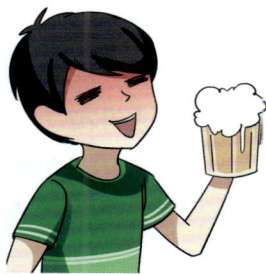

由于邱先生吸烟、饮酒、不爱运动，身体早已出现健康问题。3年前查出患有糖尿病，2年前因右髋疼痛，被诊断为右侧股骨头缺血性坏死，6个月前被诊断为酒精性肝硬化。最近因右侧髋关节疼痛加重，来院就诊。

酗酒可能造成身体各个系统发生损害。酒精会影响体内脂质代谢，造成高脂血症，使得血液黏稠度增加，同时，又会损伤人体血管内皮，引起血管内皮粥样硬化，导致微循环障碍，上述因素叠加使得股骨头供血血管栓塞概率升高，因此，酗酒者容易发生股骨头坏死。长期大量饮酒是青壮年股骨头坏死的主要原因之一。

因此，有酗酒习惯的人群一定要改掉这个坏习惯。同时，一旦发生髋部疼痛，应及时就医。

13 股骨颈骨折后如何避免股骨头坏死呢？

股骨头坏死是股骨颈骨折的常见并发症，其发生率高。股骨颈骨折患者如何避免股骨头坏死呢？可从以下6个方面着手。

（1）尽早手术：一旦发生股骨颈骨折，及时前往医院进行急诊手术。如果延误股骨颈骨折处理的时间，发生股骨头坏死的风险则会随之升高。

（2）术中骨折解剖复位：复位对于避免股骨头坏死很重要。首先，复位时骨折端对合须整齐，这样可促进骨折愈合，使骨折端不露出股骨颈主干以外，避免刺伤周围血管；其次，复位时，医生一定要动作轻柔，使骨折部位活动范围不过大，以免血管在复位过程中被刺破。

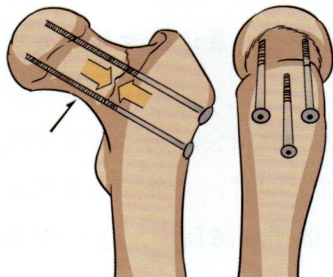

（3）选择钛合金内固定钉：股骨颈骨折后一般采用3枚中空钉内固定。由于考虑患者有发生股骨头坏死的可能，而MRI对股骨头坏死的诊断最为敏感，如果这3枚中空钉的材质为钛合金，且患者体内无义齿、节育环或心脏支架等其他铁磁性金属物品，可以通过MRI排除或早期诊断股骨头坏死。

（4）每6个月复查X线片和MRI：经手术治疗的股骨颈骨折患者一般在6个月左右愈合。但是，患者仍需随访至术后5年。一般要求患者每6个月复查1次X线片和MRI。如果X线片显示股骨头轻微塌陷、硬化带和囊性变等，则表明已有股骨头坏死，应积极采取髓芯减压等措施，防止病情进一步发展。

（5）不宜过早负重：从促进骨折愈合的角度来看，患者一般在术后16周左右可以完全负重，但股骨头坏死的显性表现发生较晚，因此，术后1.0～1.5年应该减少负重。

（6）高龄患者股骨颈骨折应首选人工股骨头置换术：临床上

只要患者能耐受手术,高龄并不是手术治疗股骨颈骨折的禁忌证。随着医学技术的进步,高龄患者手术成功率和术后患者的生活质量也随之提高。甚至八九十岁及以上的高龄老年患者接受手术已经很常见。与全髋关节置换术相比,人工股骨头置换术相对简单,具有创伤小、手术切口小、出血量少,且手术时间短等优点。

14 哪些职业人群容易患股骨头坏死?

一些特殊的职业,由于工作环境减压过程控制不当,容易导致从业人员发生股骨头坏死,例如深水潜水员、飞行员、隧道作业人,以及高压环境的工作人员等。

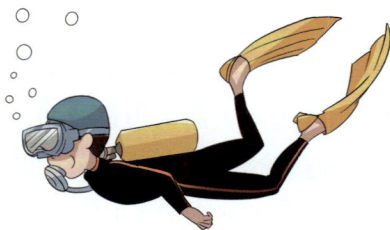

上述职业人群因为容易患上减压病,导致骨组织缺血、缺氧,从而引发股骨头坏死。那么,什么是减压病?通俗地讲,减压病是由环境压力变化过快引发的疾病。当在高压环境下工作,人体吸入了压缩空气,导致血液中溶解了较多的氮气。当人体脱离高压环境,如果减压合理,体内溶解的氮气可经肺泡慢慢排出体外,则不会发生减压病。如果减压不合理,压力下降过快和幅度过大,而机体代偿作用不足以控制压力,以致氮气未及时排出体外,以气泡的形式造成栓塞,则引发减压病。因此,当潜水员深水工作吸入压缩空气后，血液中及组织内含高浓度氮，当潜水员快速上浮而迅速减压时，一旦氮气析出成为气泡使股骨头的血管栓塞，导致缺血、缺氧，就会引起股骨头坏死。

同样，高空飞行员从正常大气压迅速上升至低压环境时，也会使股骨头内的血管发生气栓阻塞，从而导致股骨头坏死。

因此，从事上述职业的人员，一定要注意预防减压病，防止股骨头坏死的发生。另外，股骨头坏死还与患者的生活方式，如是否肥胖、是否有烟酒嗜好及是否滥用药物等有关。

15 老年人跌倒骨折后容易发生股骨头坏死？

目前，我国已进入老龄化阶段，约1/3的65岁以上的老年人每年至少跌倒1次。由于老年人肌肉力量减弱，且骨质较为疏松，通常在跌倒后，容易导致髋部骨折。其中，以股骨颈骨折最为常见，而股骨颈骨折可以直接导致股骨头坏死。

案例2：72岁的张大爷1年前从楼梯上摔下，出现右髋部疼痛，伴有活动受限，下蹲及爬楼梯很困难，到当地医院就诊，诊断为右股骨颈骨折，经非手术治疗后，右侧髋关节疼痛稍缓解，但活动仍然受限。之后，张大爷未继续诊治。1年后，右侧髋部又开始疼痛，而且为持续性隐痛。前往医院检查，最终诊断为右侧股骨头缺血性坏死。

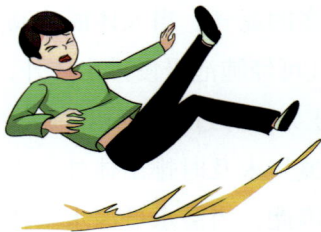

股骨颈骨折除了会导致骨骼的损伤，还会导致血管损伤。即使通过手术治疗，损伤的血管也不一定能完全修复，这就会导致股骨头的供血不足，如果血管损伤的时间很长，血供没有重建，后续发生股骨头坏死的概率就会升高。

根据骨折线与股骨头之间的距离，股骨颈骨折分为3种类型：①头下型骨折；②经颈型骨折；③基底部骨折。头下型骨折骨折线离股骨头的距离最短，经颈型骨折次之，基底部骨折最远。骨折线距离股骨头越远，发生股骨头坏死的可能性越小；反之，骨折线距离股骨头越近，发生股骨头坏死的可能性越大。

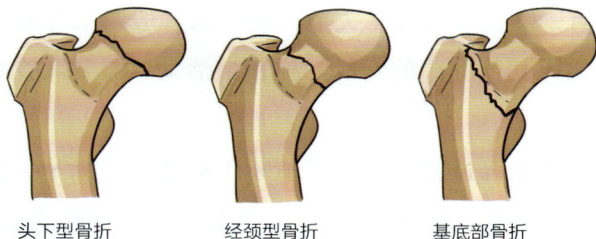

头下型骨折　　　　经颈型骨折　　　　基底部骨折

事实上，在股骨颈骨折导致股骨头坏死方面，无论是老年人，还是儿童和青壮年人群，发病率均很高！儿童和青壮年人群股骨颈区的骨质坚硬，一般情况下并不易发生骨折，故引发股骨颈骨折时所承受的暴力较老年人更大，骨折端移位更严重，血液循环破坏也更严重。

16 股骨头坏死会影响女性的生育能力吗？

临床上，有不少股骨头坏死女性患者问我，还能不能怀孕

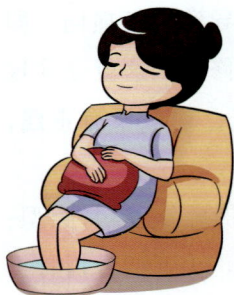

这病会不会影响生育能力？

大家需要知道：①股骨头坏死不是遗传疾病，不会影响下一代；②股骨头坏死是一种髋关节的疾病，不会影响骨盆。即使不能顺产，也能剖宫产。因此，股骨头坏死女性患者是可以妊娠和生育的。但是，股骨头坏死的女性患者要选择合适的时机妊娠。要避免在股骨头坏死期间妊娠，否则不仅会增加患者的痛苦，还具有以下风险。

（1）由于髋关节疼痛、关节活动受限，股骨头坏死女性患者妊娠期不能像其他健康的女性一样正常活动，需要减少运动、限制活动。

（2）胎儿发育过程中，子宫不断压迫盆腔静脉丛，使髋（髂内、外静脉）淤血，髓内压升高，容易使股骨头坏死的病情加重。

（3）随着孕周的增加，孕妇体重也会逐渐增加，髋关节的负担增大，股骨头所承受的压力随之也会增大，容易加重股骨头坏死，而在妊娠前、妊娠期都不适宜应用药物进行治疗。

综上所述，笔者建议，股骨头坏死女性患者应早治疗，待控制好病情，选择合适的时机再妊娠和生育。

17 宝妈们注意了，儿童是否也会得股骨头坏死？

儿童股骨头骨骺骨软骨病又称"Perthes病""儿童股骨头缺

血性坏死"，其发病年龄为2～12岁，多见于4～9岁的儿童。男孩股骨头的营养血管在解剖上比女孩更容易发生先天性异常和缺陷，因此，男孩发病率较女孩高。

目前，儿童股骨头骨骺骨软骨病的病因尚不清楚。临床上患儿被确诊时，病情多已发展至晚期。

股骨头骨骺骨软骨病的早期症状不典型，容易被家长忽视，这些被家长忽视的早期症状主要有以下3个。

（1）跛行：跛行是股骨头骨骺骨软骨病的早期症状。如果儿童跛行不明显，家长不仔细观察，则不容易被发现，而且跛行是一过性的症状，一般过几天就会消失，不久后又会出现。

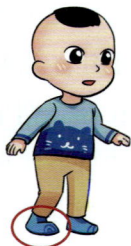

（2）疼痛：髋部疼痛或膝关节疼痛，休息后一般能够缓解。不少家长误认为是孩子玩累了，或者误认为是生长痛，通常未引起注意。如疼痛主要部位在膝关节，容易误认为是膝关节炎或扭伤，从而延误诊治。

（3）髋关节不灵活：患儿髋关节活动受限，尤其是在外展、内旋时，跷二郎腿也困难。

一旦儿童有以上的情况，家长要警惕是否有股骨头坏死的可能。

18 儿童股骨头骨骺骨软骨病是如何分期的？

儿童股骨头骨骺骨软骨病一般会经历缺血期、碎裂期、修复期、愈合期4个阶段。在碎裂期，股骨头最容易变形。

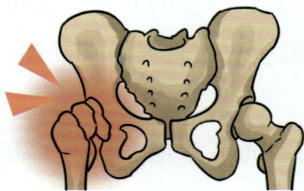

（1）缺血期：不明原因引起股骨头血供异常。此期患儿疼痛不明显。发病最初X线片显示也无明显异常，可能仅有髋关节滑膜炎的表现。发病3～6个月后，股骨头变小，密度增高，关节渗出及股骨头软骨相对增厚致关节间隙增大，此期可持续0～8个月。

（2）碎裂期：股骨头缺血后周围的新生血管慢慢长入，血管重建。此期患儿走路一瘸一拐、髋关节疼痛等临床症状更加明显。在碎裂期早期，股骨头变形轻微；而在碎裂期晚期，股骨头变形严重。此期通常持续6～12个月。此阶段是治疗的关键期，如果治疗得当，可以避免股骨头变形。

（3）修复期：股骨头坏死吸收停止，慢慢长出新的骨质。此期持续18～24个月。患儿逐渐恢复日常活动。

（4）愈合期：股骨头进入愈合阶段，畸形变化趋于稳定。

治疗儿童股骨头骨骺骨软骨病的关键是保护股骨头，避免其变形，故应在碎裂期早期或碎裂期之前及时治疗。

19 既然儿童股骨头骨骺骨软骨病能够自愈，为什么还要治疗？

儿童股骨头骨骺骨软骨病又称"儿童股骨头缺血性坏死"，或者"Legg-Calvè-Perthes病"，由Legg、Calvè、Perthes 3位学者于

1910年分别描述，简称"Perthes病"，是最常见的儿童骨软骨病，儿童股骨头骨骺骨软骨病为骨骺发生缺血性坏死，主要侵袭股骨头的骨骺和股骨的干骺端，偶有影响髋臼者，是与成年人股骨头坏死完全不同的疾病。

成年人股骨头坏死如未及时治疗，随着病情的发展，患者可能会残疾。而儿童股骨头骨骺骨软骨病是一种自限性疾病，就像普通流感会有打喷嚏、流鼻涕、发热、咳嗽等症状，但不需要药物治疗，症状也会缓解、消失。儿童股骨头骨骺骨软骨病也是如此，股骨头会出现缺血、坏死、碎裂，即使不采取药物治疗，经过2～4年也会自我修复、重新生长、愈合。但股骨头在愈合后会遗留不同程度的畸形，形成扁平髋。待患儿成年后，患侧髋关节发生骨关节炎的概率较未患病的儿童高。

因此，不能延误治疗时机，要早发现、早诊断，并及时进行规范、正确的治疗，降低儿童股骨头骨骺骨软骨病患者发生扁平髋的概率。

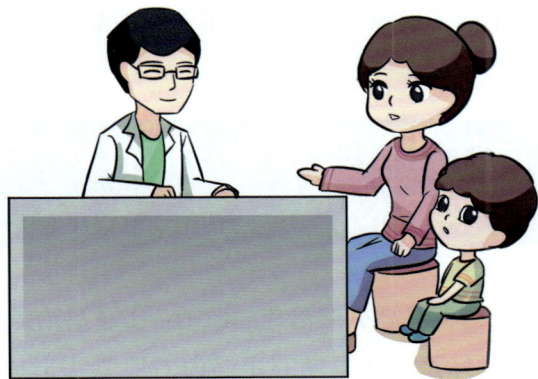

20 股骨头坏死影响儿童的生长发育吗?

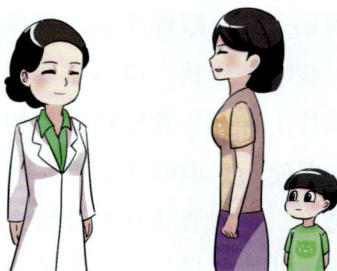

儿童股骨头骨骺骨软骨病对儿童的生长发育有一定的影响。患儿患病后会出现疼痛和跛行,运动量大大减少,更加不愿意跑、跳,从而使全身代谢速度减慢,影响骨骼生长发育及儿童身高。

患儿患侧肢体由于长期缺乏锻炼,血液循环减慢,导致患儿营养不良和肌肉萎缩。患侧股骨干骨骼缺乏营养,发育跟不上健侧,两条腿出现"一粗一细,一长一短"。

因此,若在儿童股骨头骨骺骨软骨病早期,患儿得到正确、有效的治疗,患侧股骨和股骨头可以与健侧发育一致,不会留下明显畸形,也不会形成扁平髋,从而不影响关节的活动。

21 治疗儿童股骨头骨骺骨软骨病选择非手术治疗还是手术治疗?

儿童股骨头骨骺骨软骨病治疗的原则:①越早治疗越好;②禁止负重。治疗目标是,在早期利用髋臼对股骨头形成持续包容,防止股骨头发生变形,期待在愈合期获得球形轮廓的股骨头和匹配的髋臼，即"包容治疗"。在碎裂期股骨头容易从髋臼里"探出脑袋"，并在髋关节周围各种力的作用下逐渐变形。此时合适的治疗可使股骨头获得和维持球形轮廓，平稳度过碎裂期。

儿童股骨头骨骺骨软骨病的治疗方法分为非手术治疗和手术治疗。

（1）非手术治疗：主要包括用支具、石膏等使患儿保持髋关节外展位，同时卧床休息、严格禁止负重等。患儿须定期复查，同时等待股骨头恢复，如能及早治疗，多数患儿的治疗效果良好。

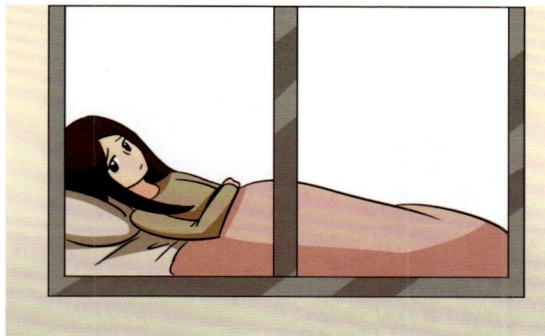

（2）手术治疗：非手术治疗无效或年龄较大、分型较严重的患儿，则需进行手术治疗，主要手术方式包括骨盆Salter截骨、股骨近端内翻截骨、骨盆三联截骨等，在修复期保持股骨头球形轮廓、保持股骨头"呆"在髋臼内，防止股骨头变形。

具体采用哪种治疗方法，需要医生根据患儿年龄、性别、临床症状、影像学检查等进行综合分析，选择合适的治疗方法。不管采用哪种方法，都不可能一蹴而就，治疗时间须达到1.0～1.5年才能获得良好的疗效。需要提醒家长的是，目前临床尚无治疗儿童股骨头骨骺骨软骨病的特效药物，也未能证明中药对该病治疗有任何益处。

22 双侧股骨头坏死属于几级残疾？

股骨头坏死会影响患者日常生活和使其活动受限，患者不能走路或走路很困难，甚至上下楼梯、做饭、上公交车、去医院等，都需要别人帮助，严重者可能丧失活动能力。那么，双侧股骨头坏死属于几级残疾呢？

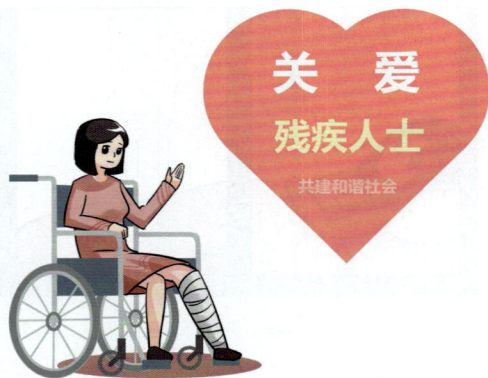

关 爱
残疾人士
共建和谐社会

股骨头坏死是否属于残疾，需要根据病情严重程度进行评定。不同分期的患者，其功能状态不同，而且即使分期相同，不同的患者也会表现出不同的功能状态，因此很难有一个通用的评判标准。而且，经髋关节置换术后，患者几乎可以恢复正常的生活和工作，这个时候其病情又发生了显著变化。

国家对于残疾的界定是由劳动能力鉴定委员会来评估和确定的，患者想要知道自己的残疾属于哪一级，除委员会的人员外，普通医生无法回答。此时，只能告诉患者双侧股骨头坏死进展到后期会影响患者的活动能力，患者的患肢不能正常活动。当患者的活动丧失，患者不能生活自理，可以去申请评定残疾。

希望患者不要到这个程度再去治疗。如果可以在早期发现，并且在早期就前往医院诊治，选择一个合适的治疗方案，就不至于发生残疾。

23 股骨头坏死最明显的症状有哪些？

股骨头坏死最明显的症状是髋部或腹股沟区疼痛。疼痛不仅是一种警报，也在一定程度上反映了病情的严重程度。

在股骨头坏死前期，患者一般无疼痛症状，或者疼痛程度较轻，休息后一般可以缓解。当骨髓水肿，股骨头内压力升高，此时疼痛程度会进一步加剧，关节活动受限，但经休息疼痛仍能缓解。水肿期骨小梁断裂，疼痛会继续加剧。如果此时得到有效治疗，疼痛可以缓解；如果未及时治疗，病情继续进展至股骨头塌陷，疼痛进行性加重，关节活动度就会越来越差。

股骨头坏死晚期，患者动则痛，不动则不痛。疼痛让患者苦不堪言，寸步难行。有的患者在某一阶段，股骨头内压力随着股骨头塌陷而释放，部分患者会感觉疼痛突然减轻，但实际上，股骨头坏死的病情仍在进展。

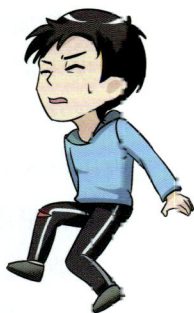

24 疼痛减轻是否意味着病情好转了？

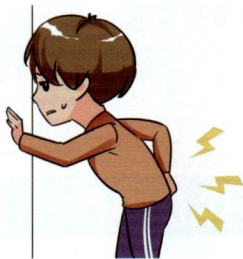

案例3：某早期股骨头坏死患者使用中药治疗，用药3～6个月突然出现髋部疼痛，过了几天疼痛缓解。患者认为自己的病情已经好转，该中药药效佳。可是在医院经检查发现，病情并未好转，仍在继续发展。

其实，该患者的病程是从股骨头未塌陷进展至坏死塌陷和微骨折的状态。股骨头坏死引起骨内压增高，患者出现不同程度的疼痛，当股骨头发生软骨下骨折和塌陷后，骨内压释放，疼痛会突然消失。然而，随着病变的加重，股骨头内骨内压再次升高，髋关节疼痛会再次出现并加重。

因此，早中期股骨头坏死患髋疼痛可因股骨头塌陷而一过性减轻甚至消失。

案例4：某位老年患者有十余年的股骨头坏死病史，患者右侧髋关节疼痛十余年，但是去年右侧患肢突然不痛，而左侧髋关节开始疼痛。到医院来检查，发现右侧髋关节活动受限很严重，X线片发现股骨头变形严重，但变形的股骨头骨质密度增大了。

这是因为有些晚期股骨头坏死患者，股骨头塌陷后骨质压缩，股骨头内骨质稳定，反而出现关节功能受限但疼痛减轻的状况。

因此，疼痛减轻并不是病情好转的表现，反而可能是病情加重的信号。

25 如果不治疗，股骨头坏死会如何发展？

临床上，绝大多数股骨头坏死的病程是不可逆转的，如果不治疗，则将会继续加重，甚至有致残的可能。

（1）早期：股骨头血供受阻，得不到充足养分，股骨头内缺血、缺氧，并继发水肿，股骨头内压力增大，导致髋关节疼痛明显。此时，若不治疗，80%的患者在48个月内出现关节面塌陷、关节毁损，从而导致行走困难，走路时一瘸一拐。日常生活行动受限，例如，如厕时难以下蹲、穿袜子时腿抬不起来等。

（2）晚期：髋关节活动受限，一动就痛，甚至无法独立行走，患者出行使用双拐或坐轮椅，严重影响生活质量。运动减少可能会引起一些疾病，如肥胖、骨质疏松、心脑血管病变等。

26 如何早期发现股骨头坏死？

要早期发现股骨头坏死，可以通过3步7个动作来判断。

第1步：要重视股骨头坏死的早期症状，即髋关节疼痛。

第2步：通过6个动作判断髋关节是否灵活，如果做这6个动作的过程中出现大腿根部（胯部）疼痛，表明关节活动受限。

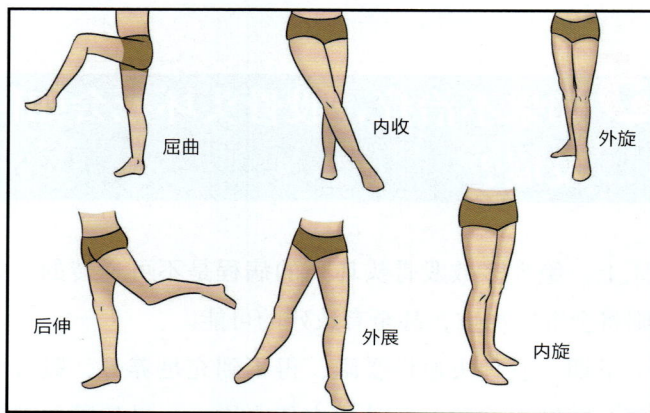

屈曲　内收　外旋　后伸　外展　内旋

　　第3步：跷二郎腿时大腿根部（胯部）出现疼痛，初步判断可能为股骨头坏死，如果做不了这个动作，最好尽快去医院就诊，进行专业检查。

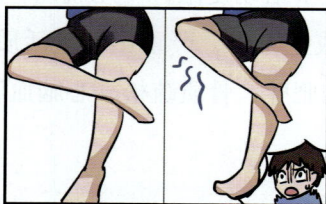

27 股骨头坏死在哪个年龄段多见？

　　股骨头坏死一般多发生于50～60岁人群。大家会觉得股骨头坏死是老年病，但是，近年来，股骨头坏死的发病年龄有逐渐年轻化的趋势。这可能与生活方式有关，如大量饮酒、肥胖、激素滥用等。儿童也会发生股骨头坏死，但发病机制和治疗原则与成年人不同。

28 如何预防股骨头坏死？

要针对股骨头坏死的病因进行预防。股骨头坏死是由各种原因引起的股骨头血供受阻。这些引起股骨头血供受阻的常见原因包括饮酒、创伤和使用大量糖皮质激素。

因此，普通人群想要不发生股骨头坏死，就不能让股骨头缺血，想要股骨头不缺血，就要禁酒、禁烟，不要让股骨头受到伤害，也不要大剂量使用激素。

近年来，含有糖皮质激素的药物滥用是股骨头坏死发生率逐年升高的原因之一。因此，要避免使用一些成分不明的中成药，这些中成药就可能含有大量糖皮质激素。

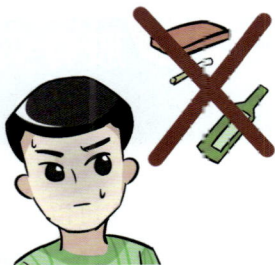

29 高危人群如何预防股骨头坏死？

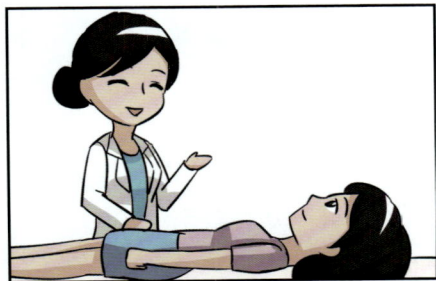

有股骨头坏死高危因素的人群，要早发现、早诊断、早治疗。长期应用激素、大量饮酒及有股骨颈骨折史者，应定期到医院复查。

在股骨头坏死早期，骨

结构还未发生改变，患者常无明显症状，特别是髋关节不适的患者（高危人群），应定期行骨盆X线检查和髋关节MRI检查，这有助于在早期发现病变，提高治疗的效果。

30 股骨头坏死患者如何延缓疾病进展？

积极治疗可以延缓股骨头坏死进一步进展，避免生活质量下降。已有大量的研究和临床实践证明，规范应用抗炎、镇痛、中成药等药物治疗，以及手术治疗、康复治疗等能减少股骨头坏死对生活和工作的影响。

第二部分 就医篇

不再蒙在「股」里

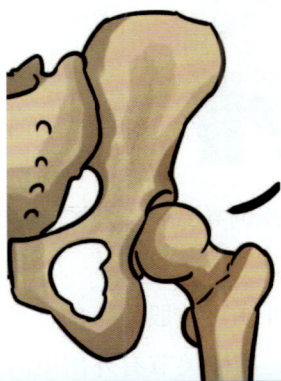

1 出现什么情况要怀疑股骨头有问题，尽快就医？

股骨头坏死在临床上并不少见，但许多老百姓并不了解，甚至未曾听过。当出现以下情况时，就要特别留意是否患上股骨头坏死。

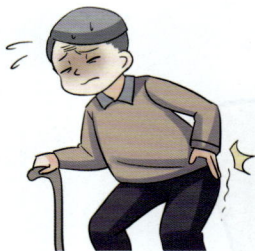

（1）髋部、臀部或腹股沟持续性疼痛。

（2）走路姿势不自然，一瘸一拐，或者感觉两条腿长短不一致。

（3）约30%的股骨头坏死与外伤相关，因此，有以下外伤史的人群，就要更小心：①由于剧烈运动等引起的髋关节脱位/半脱位史；②摔倒导致股骨颈骨折史；③下肢（特别是大腿）有开放性创伤史。

上述外伤可使股骨头的血液供应突然中断，导致股骨头缺血，甚至坏死。而髋关节有外伤史的患者，要特别注意后续的问题。

（4）其他。①嗜酒者；②肾病、系统性红斑狼疮等需要长时间使用糖皮质激素的患者。这两类人群比一般人群更容易出现股骨头坏死。

总之，有髋部外伤、嗜酒、长期使用糖皮质激素者一旦出现髋部不适，就一定要找专科医生咨询或检查。

2 髋部疼痛去医院应该看哪个科？

　　骨科的就诊范围涵盖多种运动系统疾病，而股骨头坏死是一种骨科常见的难治性疾病。当髋部或腹股沟疼痛已经持续一段时间，或者感觉走路不利索，甚至一瘸一拐，髋关节活动不自如，怀疑髋关节出现问题时，建议前往骨科或关节外科就诊，有的医院还会开设股骨头坏死专科门诊。另外，还可以多留意所在城市的医院是否有在股骨头坏死诊治方面经验丰富的专家。

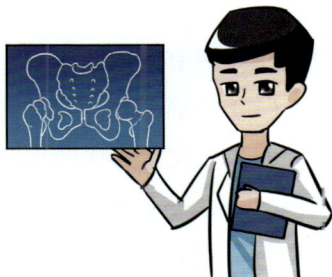

3 门诊医生诊疗时必问的问题有哪些？

　　在门诊看病，是不是总感觉医生提出的问题，自己要想大半天，自己想说的却又没有机会说。患者提前准备好答案，才能让医生的问诊更高效。如果医生怀疑您的股骨头有问题，可能会问您下面8个问题，看看您准备好答案了吗？

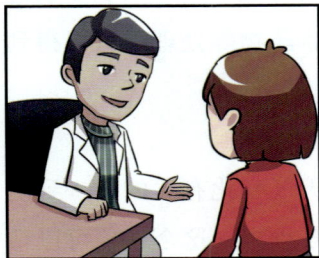

　　（1）哪里痛？

　　疼痛通常是促使患者就诊的原医，而"哪里痛"也是最能直接反映病情的问题。股骨头坏死常见的疼痛部位多发生于髋部、臀部或腹股沟等。因此，就诊前患者可以认真回忆一下，疼痛发生在哪个具体部位。

髋部疼痛的患者，医生可能还会问"腰痛不痛？大腿后侧痛不痛？小腿痛不痛？"，这些问题可以帮助医生诊断脊椎、神经及软组织是否有问题。

（2）疼痛的程度及痛法是什么样的？

是不是觉得疼痛的程度很难用语言具体表达？视觉模拟评分法（visual analogue scale，VAS）是一种评定疼痛程度的方法。因其简单易行、相对客观和灵敏度较高，在临床中应用非常广泛。通常采用10 cm长的直线，两端分别标有"无疼痛（0）"和"最严重的疼痛（10）"，患者根据自己所感受的疼痛程度，在直线上某一点做一记号。从起点至记号处之间的距离长度即疼痛的程度，1～3分表示轻度疼痛，4～6分表示中度疼痛，7～10分表示重度疼痛。"怎么个痛法"是指疼痛的性质，如锐痛、钝痛或撕扯似的疼痛等。

（3）在什么情况下不痛，或者没那么痛？

除关注疼痛的性质和程度以外，医生还会关注疼痛发生的规律，以帮助其鉴别诊断。您也可以用疼痛是否影响走路、站立，或者躺着休息时是否疼痛等来描述。例如，髓内高压引起的疼痛短时间内不会在休息后得到明显缓解；而骨关节炎早期病变引起的疼痛，通常经休息、局部外敷活血化瘀药物等处理后可以得到缓解。

（4）疼痛是否与天气变化有关？

许多人可能认为，一些关节痛是与天气变化有关的，一到阴雨天疼痛就常会加重，就像气象台的天气预报，这个现象可以帮助医生鉴别疼痛是否为骨性关节炎或类风湿关节炎。

（5）是否有饮酒史？

对于这个问题，患者一定要准确回答，是"不饮酒""偶尔饮酒"，还是"天天饮酒"？每次的饮酒量是多少？饮酒已经持续多少年？饮用的是红酒、白酒还是啤酒？"人生得意须尽欢，莫使金樽空对月"，但是金樽空了，股骨头也可能"坏"掉了。股骨头坏死的诸多病因中，大量饮酒是一个重要的病因，而且，饮酒量越大，股骨头坏死的风险越大。

（6）是否有其他疾病史？

医生通过询问其他疾病史，了解患者是否长期、大剂量使用糖皮质激素。是因为得了急性病，用了一两次糖皮质激素，还是因慢性病需要长期使用？如果患者不知道自己使用的药物是否为糖皮质激素，建议提前记好疾病名称、药物名称。长期大剂量使用激素会引起一些不良反应，其中之一就是股骨头坏死。

不过，也不要过分担心，并不是用过激素就一定会出现股骨头坏死。长期、大剂量使用激素才有较大的股骨头坏死风险，如患有系统性红斑狼疮、强直性脊柱炎、类风湿关节炎和肾病综合征等需要长期使用激素的患者，就要多观察股骨头是否出现病变。

（7）患者的职业是什么？

股骨头的血管在快速减压环境下会受到损伤，因此，需要长期在压力变化环境下工作的职业，如飞行员、潜水员等更容易出现股骨头坏死。

（8）是否有过外伤史？

例如，摔倒导致髋关节骨折或脱位，或者交通意外导致髋关节受伤等。患者需要回忆受伤时的情况和当时的处理方法。

建议患者在就诊前准备上述8个问题的答案，在有限的就诊时间里能让医生了解更多的有效信息，这样对接下来的诊断和治疗能更加有的放矢。

4 怀疑股骨头坏死，做什么检查？ X线检查、MRI、还是CT？

如果怀疑股骨头坏死，需要做2个检查：X线检查和MRI检查。

（1）X线检查是骨科临床上应用较为普及的检查方法之一，且其价格低廉。X线片可以显示股骨头的形态，一旦出现股骨头坏死的征象，表明疾病已经发展至中、晚期。虽然，X线检查不能在早期发现股骨头坏死，但可以协助医生初步判断病变发生的部位（腰椎、膝关节及股骨头）。X线检查可以对股骨头坏死的严重程度进行判断，是评估股骨头坏死分期的好工具。

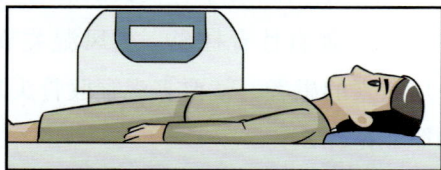

（2）MRI检查是诊断早期股骨头坏死灵敏度极高的一种检查方法。即使股骨头形态未发生变化，通过MRI检查也可以观察股骨头骨质、软组织是否出现坏死征兆。在股骨头坏死早期，MRI能够显示骨髓发生的变化。此时，X线片是无法显示异常的。

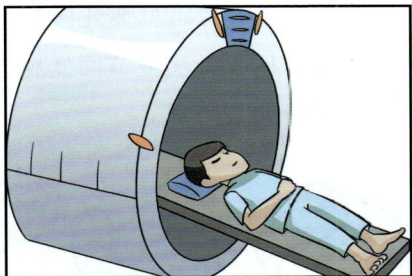

　　CT对软组织的显影不佳、灵敏度低，因此不建议对股骨头坏死患者进行CT检查。当然，有时为了鉴别其他疾病或诊断不明确，也可能行CT或放射性核素显像等检查。CT检查和MRI检查均只"见"局部，不"见"整体，无法帮助医生判断股骨头坏死的具体病情。当患者明确诊断为股骨头坏死后，定期随访观察可以进行X线检查，除非治疗需要，否则无须反复进行MRI检查。

5　股骨头坏死如何分期？

　　为了明确股骨头坏死病变程度及指导治疗，临床上常根据影像学表现对股骨头坏死进行分期。临床上股骨头坏死分期的方法有多种，如Ficat分期、Steinberg分期等。

　　目前，临床上最常采用的是国际骨循环研究学会（Association Research Circulation Osseous，ARCO）制定的标准对股骨头坏死进行分期。根据该标准，股骨头坏死可以分为1期、2期、3期和4期，1期股骨头坏死的X线片显示无异常，通过MRI检查结果呈阳性；2期股骨头坏死的X线片出现异常，如股骨头斑点状表现、骨硬化、囊性变、骨质疏松，但X线片显示无坏死区骨折和股骨头塌陷；3期股骨头坏死的X线片可见坏死区骨折和股骨头塌陷；4期股骨头坏死的X线片可见股骨头关节面变扁，关节间隙变窄，髋臼骨硬化、囊性变、边缘骨赘形成。

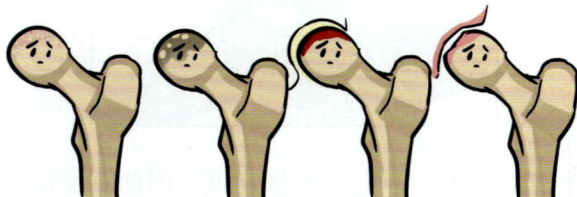

6 如何诊断股骨头坏死?

股骨头坏死的诊断流程见下图。

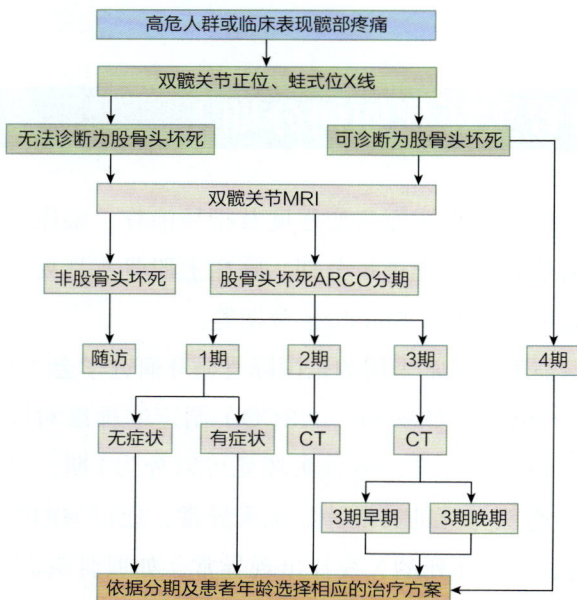

7 容易误诊为股骨头坏死的疾病有哪些？

临床上，我们经常遇到一些患者，其实并不是股骨头坏死，却被误诊为股骨头坏死，甚至按股骨头坏死的治疗方案进行了手术或药物治疗，不仅延误了治疗时机，还让患者遭受不少痛苦。笔者曾经在临床上就遇到一例髋关节骨关节炎的患者被误诊为股骨头坏死，并行髓芯减压术。有的股骨头坏死患者害怕做手术，又偏信一些成分不明的秘方药，长期服用后导致脏器损伤，让人非常痛心。那么，哪些疾病容易被误诊为股骨头坏死呢？

（1）中、晚期髋关节骨关节炎（老年性髋关节炎）：中、晚期髋关节骨关节炎与股骨头坏死的临床表现相似，容易被误诊。髋关节骨关节炎的临床表现包括臀外侧、腹股沟等部位疼痛、肿胀、关节积液，软骨磨损，骨质增生，关节变形，运动功能受限，到晚期有的患者甚至不能行走，卧床不起。此病好发于老年人，病史较长，可达10年甚至数十年。

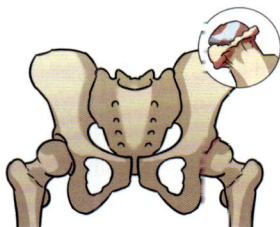

股骨头坏死患者的病史一般较短，从出现疼痛到确诊的时间平均为1～2年，大多数患者存在明显的外因，如长期饮酒、大量使用激素、髋关节外伤、减压性疾病等。中、晚期髋关节骨关节炎与股骨头坏死最大的区别在于发病的组织结构不同。髋关节骨关节炎主要是由于髋关节面经年累月负重不均衡，导致关节软骨变性，病变部位主要在关节面软骨，软骨磨损是该病的特征，活动后软骨摩擦增加，从而使症状加重，而股骨头坏死的主要病变部位在股骨头内部，两者可以通过MRI等影像学检查进行鉴别诊断。

（2）髋关节发育不良继发髋关节骨关节炎：该病是中年人长期髋关节疼痛的常见原因之一，易被误诊为股骨头坏死。此病属于先天性疾病，多为髋关节发育不良，髋臼发育表浅，股骨头相较于髋臼大，从而髋臼包不住股骨头，导致股骨头受力不均匀，关节软骨磨损加快。髋关节发育不良继发髋关节骨关节炎的患者多为女性，在青少年时期一般无症状，随着年龄的增长，进入中年以后会出现臀部或腰骶部的疼痛和不适。病情发展缓慢，发育不良的髋关节发展至晚期因磨损加重发生髋关节骨关节炎，出现髋关节疼痛、关节活动受限。X线片显示，股骨头轮廓异常，髋臼覆盖差，有时会出现髋关节半脱位甚至脱位，髋关节间隙（股骨头和髋臼的间隙）在中、晚期变窄，股骨头内及髋臼内有囊性变，MRI显示股骨头内骨质无坏死性改变特征。髋关节发育不良继发髋关节骨关节炎病情发展至晚期，患者的髋关节间隙狭窄，关节周围骨赘形成，演变为典型的骨关节炎表现，但股骨头不塌陷。而股骨头坏死存在股骨头塌陷。

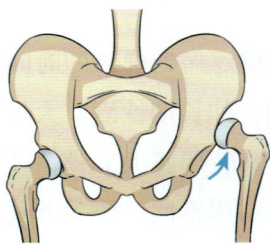

髋关节半脱位甚至脱位

（3）强直性脊柱炎累及髋关节：强直性脊柱炎是一种慢性自身免疫性疾病，属于风湿免疫病，好发于14～30岁的青年，甚至在十二三岁的儿童中也可见到，其中男性占90%。大多数人的首发病变是骶髂关节（脊柱末端与骨盆相接处）炎。在炎症的作用下，患者会有下背部痛或僵硬，这种腰痛具有一定的规律，患者在晨起时或休息后腰痛加重，而活动后减轻。随着病情的发展，脊柱会从下到上逐渐融合、变硬，直至不能弯曲，如同竹竿般直挺挺的；有的患者会出现严重驼背，行走不便；有的患者甚至无法转头，只能慢慢转动整个上半身。强直性脊柱炎累及髋关节时，主要侵袭关节软骨，影响髋关节活动，95%的患者血清人类白细胞抗原B27（human leucocyte antigen，HLA-B27）呈阳性。部分患者可能会因长期的激素治疗而合并股骨头坏死。

（4）腰椎间盘突出症：可引起髋部或臀部疼痛，其病因在腰椎。患者容易混淆腰椎间盘突出症与股骨头坏死引起的髋部或臀部疼痛。另外，股骨头坏死患者常合并腰椎疾病，且有的腰椎疾病治疗方案需要长期使用激素，因而导致股骨头坏死。腰椎CT、MRI检查可以鉴别这2种疾病。

除上述疾病外，常与股骨头坏死混淆的疾病还包括髋关节撞击综合征、软骨下骨不完全骨折、股骨头内软骨母细胞瘤、色素沉着绒毛结节性滑膜炎等。

第三部分 治疗篇

怎么治，效果好

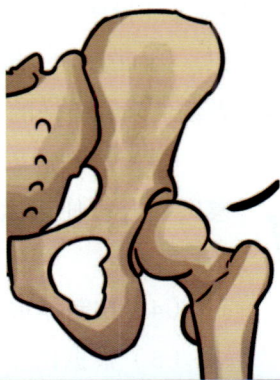

1 得了股骨头坏死，患者应该怎么办？

（1）患者要有乐观、自信的心态，股骨头坏死不是恶性肿瘤，不会危及生命。患者最大的困扰是疼痛，该病最坏的结果是髋关节活动受限，走不了路。尽管股骨头坏死是不可逆的，但进行及时、合理的治疗，可以很大程度地延缓股骨头坏死的进展，即使病情发展至晚期，也还可以通过关节置换术恢复髋关节功能，使患者重返正常生活。

（2）不要病急乱投医，有的患者对股骨头坏死缺乏正确的认识，因而恐惧、焦虑，甚至不配合医生的治疗，或者偏信未经验证的"秘方"，从而延误治疗时机。

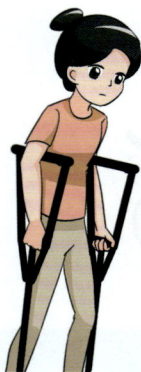

（3）祛除病因，如禁烟、禁酒，前往正规医院遵医嘱合理使用激素类药物，老年患者还要防止扭伤、跌倒。

（4）控制体重，减少负重，科学使用拐杖。

（5）根据医生对疾病的分期和病情的评估，接受合理、规范的个体化治疗。

2 股骨头坏死能不能治愈？

每当患者问笔者："股骨头坏死能不能治好？"时，看着他们充满期望的双眼，我都不忍心说出真相。真相就是：从目前医学发展的角度来看，股骨头坏死是一类不可逆转的疾病，也就是说，目前全世界没有任何治疗手段，能够使坏死的骨质逆转至发病前的状态。

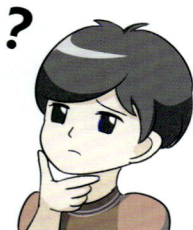

　　目前，针对股骨头坏死的治疗手段均是延缓或防止股骨头继续坏死。因此，某些非正规医疗机构宣称能根治股骨头坏死，患者千万别轻易相信。在笔者临床诊治的患者中就有许多活生生的例子，花费几十万元后仍没有任何效果，最终还是前往正规医院进行髋关节置换术。患者不仅在经济上蒙受巨大损失，还被延误了治疗时机，手术效果也可能受到影响。尽管股骨头坏死不能完全治愈，但通过规范的治疗，可以让患者重返正常工作和生活。早期股骨头坏死患者接受相应的治疗，可以达到缓解疼痛、让疾病不再进展的目的，使髋关节功能基本恢复正常。晚期患者接受髋关节置换术后也可以重返工作和生活。

3 成年人股骨头坏死通过休息能自愈吗？

　　门诊中遇到不少股骨头坏死的患者及其家属问笔者："俗话说'伤筋动骨100天'，骨折后养100天，骨头自己就好了。那我是不是也养一养，就能让坏死的股骨头'活'过来呢？"

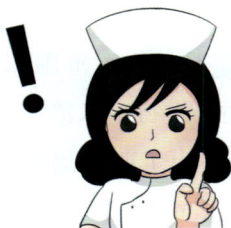

　　答案是不行！

　　大多数股骨头坏死的病程是不可逆转的，

它跟跌倒、轻微骨折不一样，骨质坏死了就不能够再生，光靠自己"养"是不能自愈的。髋关节是人体的主要负重关节，股骨头坏死严重限制人体活动，以至于影响工作和家庭生活。如果置之不理，不采取规范的治疗措施，则有致残的可能。因此，要充分认识不治疗的危害性，早治疗才能将危害性降至最低。

有的股骨头坏死患者一旦确诊就会非常焦虑，容易"病急乱投医"，散尽家财也要相信一些效果未经证实的偏方、秘方。有的股骨头坏死患者因外用"神药"贴导致髋关节处皮肤红肿、腐烂。因此，股骨头坏死不仅要积极治疗，更要规范治疗。

4 如何治疗股骨头坏死？

股骨头坏死的治疗原则是根据分期/分级实施阶梯性的治疗策略。对股骨头坏死进行准确的分期/分级后，再进行相应的治疗。目前，根据股骨头坏死ARCO分为1～4期，这4期分别代表了整个疾病的进展情况，大致分3个阶段进行不同的治疗。

（1）第1阶段：患者病情处于早期，即1～2期，此阶段股骨头坏死的范围小，形态基本正常，一般采取药物治疗、减轻负重、理疗等非手术治疗，以改善症状，避免股骨头继续发展至塌陷。

（2）第2阶段：患者病情已发展至2～3期，股骨头大范围坏死，该阶段的症状比较明显，需要根据患者的病情进行手术治疗，如髓芯减压术。若股骨头坏死区域空腔比较大，为了避免塌陷，医生则会采用带血管蒂的植骨（带血运的骨移植术）方法。

髂骨

股骨头坏死区域

钻头

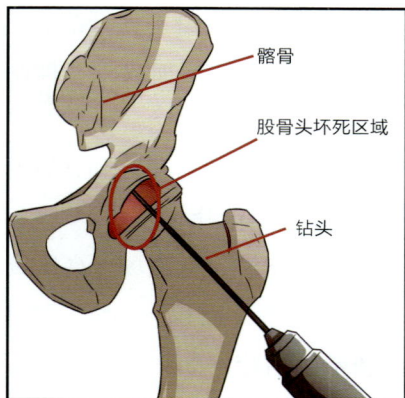

（3）第3阶段：患者病情已发展至4期，股骨头变形严重。此时，按照指南建议，医生会考虑使用人工关节置换术进行手术治疗。

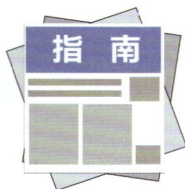

指　南

5 什么是非手术治疗？什么是手术治疗？什么是保髋治疗？

股骨头坏死的治疗方法包括非手术治疗和手术治疗。

（1）非手术治疗：包括保护性负重、药物治疗、中医治疗、物理治疗、制动和牵引。

1）保护性负重：避免撞击性和对抗性运动，使用双拐能有效减轻疼痛，但不建议使用轮椅，如果长期使用轮椅，患者就会依赖轮椅，行走的意愿就会逐渐降低。

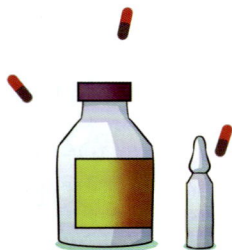

2）药物治疗：可联合使用抗凝、促纤溶、扩张血管、调血脂药物改善股骨头的血运，使用能增加成骨、抑制破骨的药物，维持股骨头骨量。

3）中医治疗：一般会给予活血化瘀和强肾壮骨类药物（应前往正规医疗机构进行早期规范治疗）。

4）物理治疗：体外冲击波、电磁场、高压氧治疗。

5）制动和牵引：大范围（面积＞30%）股骨头坏死患者，塌陷早期可使用制动和牵引治疗；坏死面积＜30%的患者，只需要卧床，不需要牵引治疗。

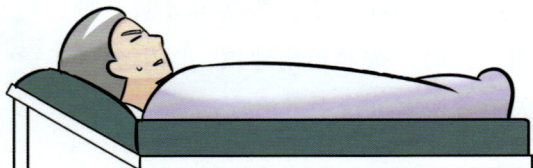

（2）手术治疗：当股骨头坏死进展较快，非手术治疗效果不佳时，可以选择手术治疗。手术方式包括以保留患者自身股骨头为主的修复重建术（俗称"保头手术"）和人工髋关节置换术。

1）保头手术：包括髓芯减压术、截骨术、带或不带血运的骨移植术等，适用于股骨头坏死早、中期的患者。如果上述治疗方法有效，可避免或推迟行人工髋关节置换术。

2）人工髋关节置换术：又称"关节重建术"，是使用人工材料的假关节来替代原有的毁坏的关节，使关节恢复正常的功能。人工髋关节置换术是疾病进入终末期的唯一选择。

（3）保髋治疗：在治疗股骨头坏死的方法中，除人工髋关节置换术外，其他治疗方法（包括非手术治疗和手术治疗）均为保髋治疗。

6 什么是保头手术？哪些已被临床淘汰？

保头手术是指以保留患者自身股骨头为主的修复重建术。在股骨头坏死早、中期，保头手术可有效阻止和限制股骨头坏死继续进展。股骨头坏死常用的保头手术包括单纯髓芯减压术、髓芯减压及植骨、髓芯减压结合钽棒植入术、髓芯减压结合带血管蒂游离腓骨或髂骨瓣移植及经股骨转子旋转截骨等。

介入手术、髋关节滑膜切除术、髋关节清理术、髋关节周围软组织松解术、血管束植入术等亦属于保头手术，但随着医学技术的发展，上述手术均已逐渐被临床淘汰。

7 髓芯减压术治疗早、中期股骨头坏死的疗效如何？

目前，髓芯减压术是被广泛接受且疗效受到肯定的治疗早、中期股骨头坏死的保头手术方式，适用于股骨头坏死ARCO 1～2期。

股骨头坏死导致股骨头髓内压力增高，而髓芯减压术通过钻孔减压，解除股骨头髓内高压的状态，改善了股骨头

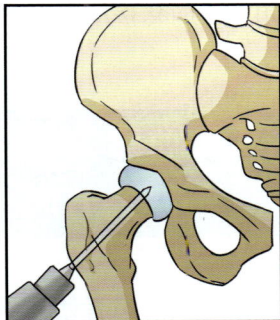

的血液循环，同时钻孔隧道内的血供恢复，关节疼痛迅速减轻，启动创伤修复和骨愈合过程，有助于治疗早、中期股骨头坏死。

髓芯减压术在临床开展的时间长、疗效佳，主要分为细针孔钻孔减压术和粗通道髓芯减压术，两者的区别在于减压通道的直径，细针钻孔减压术的孔道直径为 3.0 mm、3.5 mm 及 4.0 mm，粗通道髓芯减压术孔道直径为 6.0 mm 以上。

单纯髓芯减压术多用来治疗早期股骨头坏死（没有明显的坏死骨形成，没有股骨头塌陷）。该术式虽然对早期股骨头坏死所产生的髋关节疼痛有明显的缓解作用，但并不能有效防止股骨头坏死的进展。

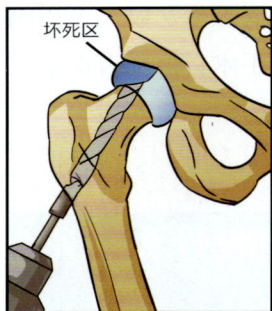

因此，为了防止股骨头塌陷，在髓芯减压后，可根据患者的个体情况再进行髓芯减压协同治疗，包括植骨术、钽棒植入术、带血管蒂游离腓骨移植术等，这些协同治疗均可提高股骨头坏死髓芯减压术的疗效。

目前，髓芯减压术联合干细胞移植在国内医疗机构的临床试验效果较好，但是，迄今为止尚未有一款相关产品获得国家审批许可，仅限于临床研究。

8 确诊为股骨头坏死，就要换髋关节吗？

与某些患者始终不同意行髋关节置换术相反，部分患者一确诊为股骨头坏死，就要求医生给他换关节。这也是不科学的，髋关节置换术是通过替代的方式将原有坏死的骨和关节置换为人工关节，解除患者的疼痛因素，使关节功能得到改善。

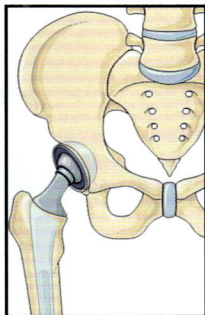

以往，由于医学知识还不够普及，许多患者在已经出现关节变形、无法走路等严重情况时才会到医院诊治，这时，病情多已进展至股骨头坏死晚期，非手术治疗效果不佳，只能进行手术治疗（髋关节置换术）。如今，随着科技的发展，公众获取健康知识的途径增多，加上体检的普及，不少股骨头坏死患者在早期就被确诊，此时病变尚并不严重，可以通过减轻负重、理疗、药物治疗等非手术治疗缓解症状，延缓病情进展。

综上所述，不是确诊为股骨头坏死就需要马上换关节。先要搞清楚分级/分期，医生根据疾病分期、年龄等因素综合判断是否需要行髋关节置换术。一般来说，早期股骨头缺血性坏死主要是使用非手术治疗来延缓病情进展。如果病情发展至ARCO 2～3期，可以考虑行钻孔减压术或植骨保髋治疗。如果病情发展至ARCO 4期，治疗方案多考虑行髋关节置换术。

9 股骨头坏死患者可以不行髋关节置换术吗？

股骨头未塌陷的患者首选保髋治疗，而股骨头塌陷患者，如果不愿意行髋关节置换术，则可以先尝试保髋治疗，但治疗效果

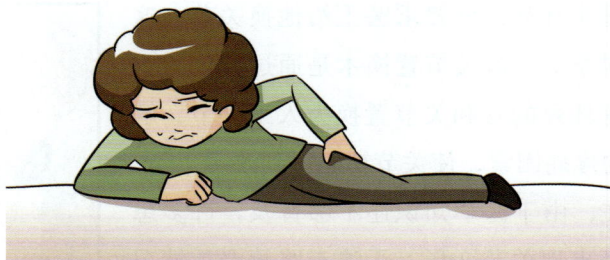

可能不佳。

保髋治疗包括非手术治疗和保髋手术。现有的研究数据显示，约70%的股骨头坏死患者进行髋关节置换术，而30%的患者选择保留自己的髋关节而未行髋关节置换术。

（1）非手术治疗：包括减轻负重、口服抗炎镇痛药、理疗等。

（2）保髋手术：有多种治疗方式，但效果参差不齐。其中，股骨头髓芯减压术是目前唯一被循证医学证实对大多数患者切实有效的治疗方式，可配合钽棒植入、骨移植、富血小板血浆注射等协同治疗。目前，保髋治疗对于延缓股骨头坏死继续进展尚存在争议。但实践证明，许多接受保髋治疗的患者，疼痛得到缓解，生活质量也得到改善，从而推迟了髋关节置换术的时间。

10 接受人工髋关节置换术的最佳年龄是多少？

过去认为，60～75岁是接受人工髋关节置换术的最佳年龄范围。随着人工关节材料的改进，患者年龄已非影响人工髋关节置换术实施的首要因素，因此，人工髋关节置换术已经不再设定所谓的年龄限制或年龄标准，如果病情严重影响生活质量，或者已实施的治疗效果达不到预期，以及希望改善生活质量，均可以让专业医生进行评估，再选择是否进行手术。

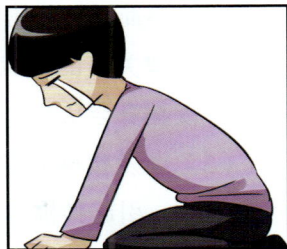

11 髋关节置换术的适应证有哪些？

约30%的股骨头坏死患者终身未接受髋关节置换术，这与个体化因素和治疗效果相关。当然，"该出手时就要出手"，不能因为惧怕手术而讳疾忌医不接受髋关节置换术。

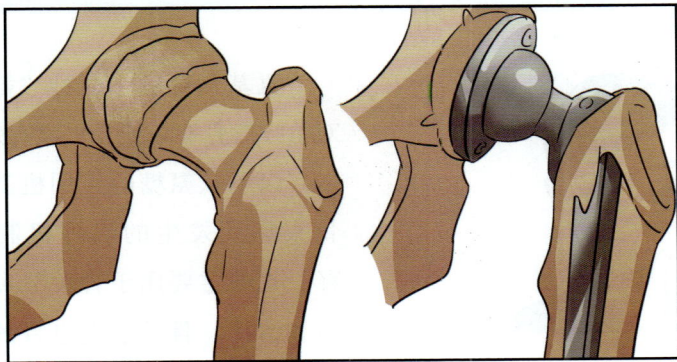

髋关节置换术的3个适应证。

（1）疾病已给患者造成日常生活不便：例如，患者无法完成外出买菜等简单的日常生活，患者的社交受到严重影响。

（2）髋关节的症状使患者睡眠质量下降：例如，出现睡眠中断，半夜翻身会从梦中醒来。

（3）继发腰椎问题：由于肢体不平衡或骨盆摇摆，患者走路一瘸一拐，引起腰椎继发性疼痛。

如果出现以上3种情况中的任何一种，建议患者行髋关节置换术。通常不建议此类患者将手术时间延期得太久，以免关节磨损造成骨质硬化，从而影响手术效果（骨质硬化会使骨与关节假体融合不佳）。内科疾病较多的患者由于运动能力下降，内脏功能亦会下降，建议尽早手术，避免手术风险增大。

12 氨基葡萄糖对治疗股骨头坏死有效吗？

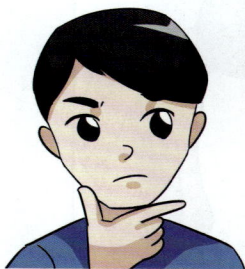

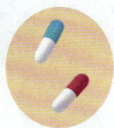

氨基葡萄糖（简称"氨糖"）对治疗股骨头坏死几乎没有效果。

以下从氨糖的作用机制和股骨头坏死发生的病理机制来解释。氨糖主要用于骨关节炎的预防和治疗。骨关节炎患者的关节表面覆盖的一层光滑、薄薄的白色软骨常有明显的磨损，氨糖作为一种软骨合成的原料，对软骨有一定的营养作用。股骨头坏死的主要病因是血供障碍造成的局部缺血，是骨质代谢异常，故两者的病因病理不同，因此，氨糖不仅对股骨头坏死的治疗意义不大，反而会增加胃肠道的负担。

13 人工髋关节置换术可以延期做手术吗？

临床上有的患者由于惧怕手术，担心手术效果，希望医生将手术时间延后。

人工髋关节置换术与其他手术一样，具有一定的手术风险。但在临床上该手术技术已发展非常成熟，医务人员会尽可能降低手术风险。术前，医生会对患者的身体状况进行整体评估，评估手术风险和并发症，并制定相应处理和预防方案。通常不建议将手术时间延后太久，一直延后手术时间对患者也有一定影响。

（1）股骨头坏死患者疼痛症状明显，生活质量下降严重，长期服用的镇痛药、中药等药物对身体也产生一定不利影响。

（2）股骨头坏死一侧肢体的骨质可由于肢体活动减少而发生骨质疏松，等患者想做手术的时候，假体松动的概率会上升。

（3）坏死的髋关节磨损可以引起重度骨关节炎，关节面的骨质发生硬化，会使术后硬化骨和人工关节融合的时间更长。

（4）关节周围的肌肉、韧带可能发生挛缩和萎缩，术后步态的恢复时间也会延长。

因此，有手术指征的患者应咨询医生，选择合适的手术时机，而不能一味拖延手术时间。

14 什么是全髋关节置换术和半髋关节置换术?

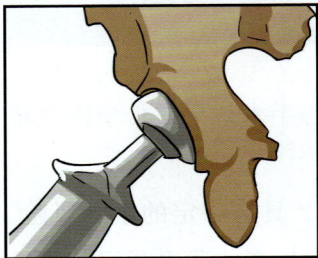

髋关节置换术主要有2种:①全髋关节置换术,即置换整个髋关节,包括安装人工股骨头、人工股骨柄和髋臼;②半髋关节置换术,即只置换人工股骨头和人工股骨柄,不安装人工髋臼。

半髋关节置换术的人工股骨头是与患者自身的髋臼相配合,而由于髋臼保留了患者自身的软骨,其耐磨损性较弱。因此,半髋关节置换术主要适用于高龄的股骨颈骨折患者,其原因有3个:①髋臼结构比较正常;②手术创伤相对较少;③活动量较少。

由于术后可能会出现髋臼磨损,年轻、活动量较大的患者不适合行半髋关节置换术,建议此类患者行全髋关节置换术。

15 换了人工髋关节,活动是否就像机器人一样?

在生活中,有些患者以为人工髋关节置换术是将关节全部切除,装上金属关节,术后关节活动不灵活,活动起来只能像机器人一样僵硬。有这种想法,是因为患者对人工关节置换术缺乏充分的了解。

股骨头坏死、骨关节炎等各种原因导致关节受到破坏，当不能通过其他方法进行治疗、修复时，人工髋关节置换术就是一种效果好的治疗方法。就像修理磨损的桌面一样，先将磨损的表面修整，然后贴上一层新的。人工髋关节置换术就是将已磨损、破坏的关节面切除，换上一套新的人工髋关节，使其恢复平滑的关节面，并实现承重、活动和行走等功能。

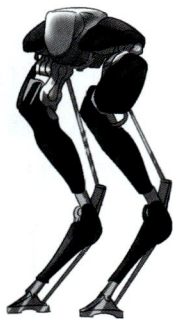

随着人工髋关节材料、工艺和手术技术的迅速发展，术后大多数患者关节能基本恢复正常的运动功能，从而回归到社交、生活中。人工髋关节置换术是20世纪骨科领域中伟大的进步之一，如今，全身活动的关节几乎均可进行人工关节置换术，其在临床应用较广泛，且髋关节置换术和膝关节置换术的术后效果较好。

16 人工髋关节置换术的优点和缺点各有哪些？

（1）人工髋关节置换术的优点

1）缓解疼痛：通过重建髋关节结构使关节的疼痛缓解甚至消失。

2）患者实现生活自理：术后患者髋关节功能恢复，日常生活基本不再受影响，生活质量得到提高。

3）矫正关节畸形：通过行人工髋关节置换术，关节畸形得以矫正。

4）正常行走：不少老年股骨头坏死患者由于行走不便，无法出门。人工髋关节置换术后3～6个月，就可恢复行走，恢复良好者甚至可以出门旅游。

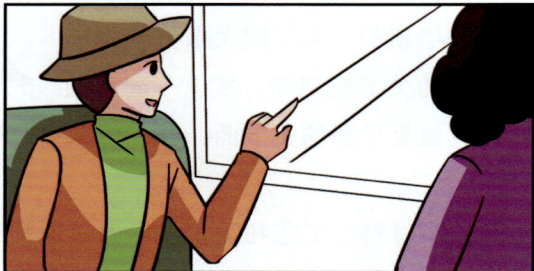

（2）人工髋关节置换术的缺点

1）人工关节与人体原有的结构无法完全一致，想要恢复至与原有关节功能完全一致的可能性较小。一般来讲，恢复至90%～95%功能可算作比较好的术后状态。

2）植入的关节为人工材料，且不同人工材料的使用年限也不同，使用年限越长的人工材料价格越贵。

3）人工关节对于人体来说是一种异物，可能会引起感染或出现假体松动，这也是人工关节外科医务人员非常重视和关心的2个问题，也一直在努力防止此类问题的发生。

4）人工关节是金属物质，做MRI检查时可能会受到一定的限制，虽然大部分患者关节置换术所用的材料为低磁性或无磁性材料，但仍有患者担心这些材料依然会影响MRI检查的结果。

总之，人工髋关节置换术的主要目的是缓解关节疼痛、纠正关节畸形、恢复关节功能。如果需要手术治疗，一定要谨遵医嘱，积极配合治疗，以提高生活质量。

17 什么是人工髋关节？

人工关节是根据人体关节的形态、构造及功能，用人工材料制成的关节假体。人工髋关节主要由3个部分组成。

（1）人工股骨头：呈圆形，非常光滑，盖住股骨柄上端，套入髋臼内，可在髋臼内活动，材料有陶瓷、钴铬钼合金等。

（2）人工股骨柄：其一头安放股骨头，另一头可插入人体股骨的上段髓腔内，材料主要是钛合金。股骨柄与股骨紧密结合的方法主要有2种：①骨水泥；②生物型固定。

（3）髋臼部：包括髋臼杯及其内衬。髋臼杯常为钛合金，镶嵌在人体骨盆上，其内衬表面光滑，扣在人工股骨头上，形成光滑耐磨且活动度好的人工髋关节，内衬材料有超高分子聚乙烯（塑料）、陶瓷等。

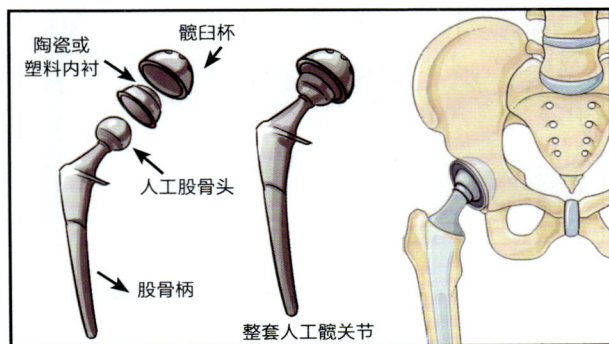

陶瓷或塑料内衬　髋臼杯　人工股骨头　股骨柄　整套人工髋关节

18 如何选择人工髋关节的材料？

当您决定进行人工髋关节置换术，接下来重要的一步是与医生共同商讨，选择适合自己的人工髋关节。哪种人工髋关节最好？答案就像选鞋子一样，"没有最好，只有最合适"。人工髋关节不同部件由不同材料制成，医生通过适当的方法将人工髋关节假体固定在骨上。影响手术效果的因素有3个方面：①医生的技术；②人工髋关节假体材质；③术后的康复锻炼情况。

选择哪种人工髋关节，要综合考虑患者的年龄、活动量、经济情况等。临床上常见的人工股骨头和髋臼内衬的组合有3种：陶瓷股骨头 - 塑料内衬、金属股骨头 - 塑料内衬及陶瓷股骨头 - 陶瓷内衬。

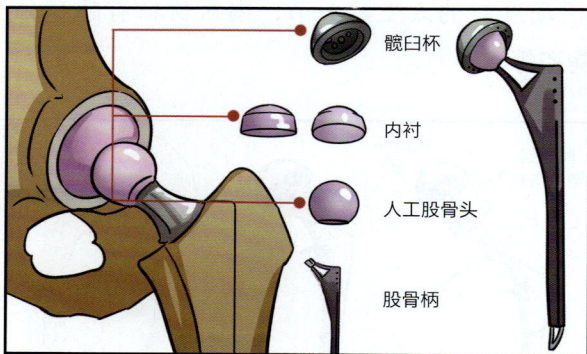

髋臼杯

内衬

人工股骨头

股骨柄

（1）关节面的耐磨度：陶瓷股骨头 - 陶瓷内衬＞陶瓷股骨头 - 塑料内衬＞金属股骨头 - 塑料内衬。金属股骨头 - 塑料内衬摩擦面每年磨损150～200 μm；陶瓷股骨头 - 塑料内衬相对磨损较慢，每年磨损10～90 μm（不同厂家材料有区别）；而陶瓷股骨头-陶瓷内衬每年磨损5～10 μm。

（2）临床使用广泛度：陶瓷股骨头-塑料内衬＞陶瓷股骨头-陶瓷内衬＞金属股骨头-塑料内衬。

1）金属股骨头-塑料内衬：是最经典的人工髋关节组合，目前仍在使用。其优点是极少发生碎裂，且价格相对便宜；其缺点是塑料耐磨程度不如陶瓷，且金属跟塑料摩擦后，产生的塑料颗粒会使患者发生骨溶解。因此，适合年老、活动量较小的患者。近年来，医用塑料制作工艺的进步使塑料的耐磨性能得到显著提高。

2）陶瓷股骨头-陶瓷内衬：其优点是耐磨，活动性比较好，但缺点是相对易碎，关节脱位风险高，还可能会出现"嘎吱嘎吱"的异响。适合年轻、活动量较大的患者。

3）陶瓷股骨头-塑料内衬：磨损介于以上2种组合之间，且不易脱位，因而临床上应用更广泛。

（3）适用年龄：一般原则是年龄越小越倾向选择陶瓷股骨头-陶瓷内衬。

1）年龄在60岁以下的患者，由于需要使用的年限较长，可选用磨损慢的人工关节。

2）年龄在60～70岁的患者，比较适合选择陶瓷股骨头-塑料内衬。

3）年龄超过70岁的患者，通常选择金属股骨头-塑料内衬就可以满足其需要了。

无论选择哪种材料的人工髋关节，患者在出院后都要有"保养"的意识，如适当控制或避免剧烈运动、高难度动作等。

19 国产人工关节与进口人工关节的使用"寿命"有差别吗？

如果是20年前有人问国产人工关节和进口人工关节的使用"寿命"有差别吗？答案是国产人工关节和进口人工关节的使用"寿命"会有比较大的差别。但在当下，随着我国工业技术水平的进步，国产与进口人工关节的区别已经越来越小了。我国从开展人工关节置换术之初就着手研制国产人工关节假体，到现在也有近30年的时间。纵观30年来国产人工关节的发展，在材料质量、设计理念、工艺精度方面都有了长足的进步，甚至不少进口产品的零部件也是国内生产的。还有一些国产产品的核心部件，如陶瓷头和陶瓷内衬，其实也是国外生产的。也就是说，影响人工关节使用期限的核心部件如果选用陶瓷，那么国产与进口差别不大。如果您经济条件有限，国产人工关节价格相对便宜，是一个不错的选择。

20 人工髋关节能用多长时间？

置换后的人工髋关节有一定使用"寿命"。目前，人工髋关节置换术术后影响使用"寿命"最常见的并发症是人工髋关节假体松动。人工髋关节的使用年限与诸多因素相关，其中，主要的影响因素有4个：①医生的手术技术；②人工髋关节的类型；③是否有其他并发症；④术后患者的使用情况。

就好比汽车，尽管是同一种配置、同一个批次出厂的，但不同司机的驾驶操作及车辆后期的保养情况等不尽相同，这些都将影响车辆的使用时间。因此，有的患者术后数年就需要进行"翻修"，而有的患者可以终身使用。2019年，《柳叶刀》杂志上的一篇文章统计了超过20万例行髋关节置换术的患者第1次"翻修"的时间，结果显示，人工髋关节持续使用15年、20年及25年的患者比例分别为85.7%、78.8%及58.0%。值得注意的是，20年前大部分患者使用的人工髋关节材料多为金属股骨头-塑料内衬，而随着陶瓷材料在临床上的普及应用，人工髋关节的使用"寿命"已极大延长，甚至可以使用终身。

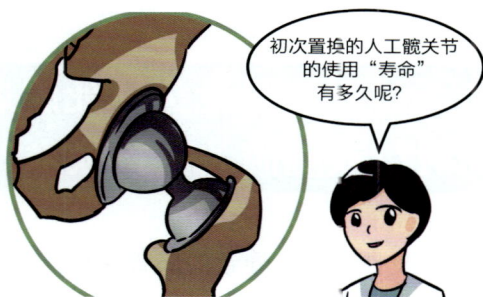

初次置换的人工髋关节的使用"寿命"有多久呢？

21 人工髋关节置换术术后会出现什么并发症？

人工髋关节置换术术后最常见的并发症是人工髋关节假体松动，但发生时间因人而异。术后10年内，少数患者会出现人工髋关节假体松动，现阶段的技术还不能避免。人工髋关节假体松动且出现症状的患者，常不得不再次接受人工髋关节"翻修"，将松动或断裂的人工髋关节取出，重新植入新的人工髋关节。这对于患者难以接受，对于医生也是"烫手山芋"。人工髋关节"翻修"对患者和医生来说是很大的挑战，花费的医疗费用更多，对医生的经验和技术要求也更高。人工髋关节"翻修"后髋关节功能恢复的效果一般也较初次人工髋关节置换术差，再次置换的人工髋关节不但使用时间缩短，而且发生术后并发症的风险会增多。

因此，人工髋关节置换术后应长期随访、复查，一般术后第1年内应每3个月复查X线检查1次，之后每1～2年复查X线检查1次，早发现并发症，并积极采取预防保护措施，延长人工髋关节的使用时间。

22 能否对双侧股骨头坏死的患者同时行双侧髋关节置换术？

临床发现，除股骨颈骨折导致的股骨头坏死外，其他类型的股骨头坏死通常为双侧发病。当这类患者需要进行人工髋关节置换术时，经常会问主治医生一个问题："髋关节置换术能不能双侧同时做"？答案是否定的。髋关节置换术对身体的创伤较大，临床上一般先做一侧，间隔一段时间后再做另外一侧。

许多患者想要同时做双侧髋关节置换术一般基于2个原因。①节省费用，避免2次住院的额外费用；②想1次手术解决2个问

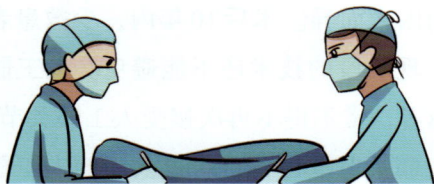

题，不用经受2次麻醉和手术的痛苦。患者的想法是可以理解的，但同时实施双侧髋关节置换术，手术时间长、创伤大、出血量多，麻醉风险及术后并发症的发生率会成倍上升。

不建议年龄在65岁以上、身体合并其他严重内科疾病及双侧病情复杂的髋关节病变患者双侧同时行髋关节置换术。当然，临床上也有一次行双侧髋关节置换术的案例，主要人群为年轻、无内科疾病、凝血功能无异常的患者，其身体条件允许，进行充分评估后，可以一次性完成双侧髋关节置换术。

23 人工髋关节置换术的术前准备有哪些？

（1）心理准备：患者应该了解手术目的、效果，对疾病治疗有初步的认识，有利于手术后功能锻炼的配合。

（2）既往史：详细告诉医生既往病史及发病情况，以及是否患有其他疾病或有手术史。

（3）术前检查：术前进行详细的体格检查，以及实验室和影像学检查等，以了解患者整体的健康状况，排除可能影响手术的因素。

（4）药物准备：告诉医生正在吃的药物有哪些，并说明用药时间及剂量。医生会根据患者的病情调整术前用药。

（5）治疗其他疾病：治疗慢性感染、皮肤病等影响手术的疾病。

（6）禁酒、禁烟。

（7）日常生活练习：练习如何正确使用拐杖及在床上练习排大、小便。

24 人工髋关节置换术痛吗?

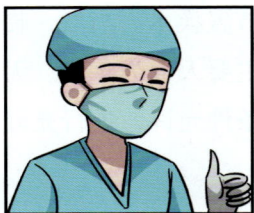

只要是手术就有可能疼痛,但在骨科医生和麻醉医生的共同努力下,以下措施可以使人工髋关节置换术接近无痛。

(1)术前超前镇痛:术前,手术医生和麻醉医生会对患者进行全面的评估,拟定全面的镇痛方案,根据患者的个体情况,给予超前镇痛药物。

(2)术中微创操作:缩短手术时间,在保证手术质量的前提下,尽量在短时间内完成髋关节置换术。

(3)术后应用自控式镇痛泵:让患者控制镇痛药物的用药频次,觉得伤口疼痛了,就按一下镇痛泵的控制装置,就能立即自己泵注镇痛药物,按需应用,起效迅速。

(4)术后功能锻炼:积极恢复髋关节功能,必要时进一步配合药物治疗。

总之,多模式联合镇痛等措施,可以给行髋关节置换术的患者带来接近无痛的手术体验,功能锻炼时疼痛程度也会降低。

25 人工髋关节置换术的手术步骤有哪些?

人工髋关节置换术的手术步骤如下。

人工髋关节置换术步骤

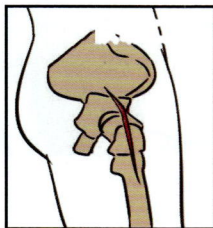
1. 切开皮肤

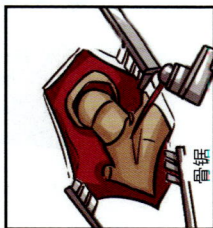
2. 切除股骨头

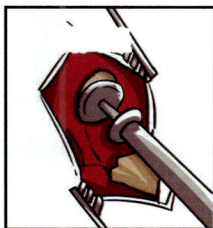
3. 磨锉髋臼

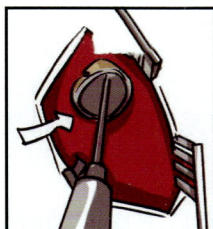
4. 置入髋臼

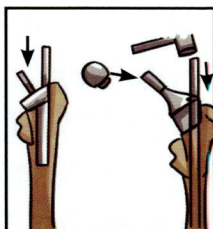
5. 置入股骨假体

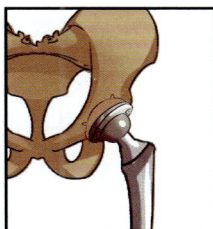
6. 复位

26 人工髋关节置换术的术后治疗有哪些？

虽然，各个医院在人工髋关节置换术手术技术方面有所不同，但术后处理大致相同。

（1）术后伤口可放置1根引流管引流出伤口内的出血，以防止血肿形成，引流管一般放置24～48小时，经医生评估后可拔除。也有医院不放置引流管。

（2）术后早期患者应尽量平卧，患肢放置外展位，以防止髋关节脱位，避免向术侧翻身。侧卧时，建议在两腿之间夹放1个

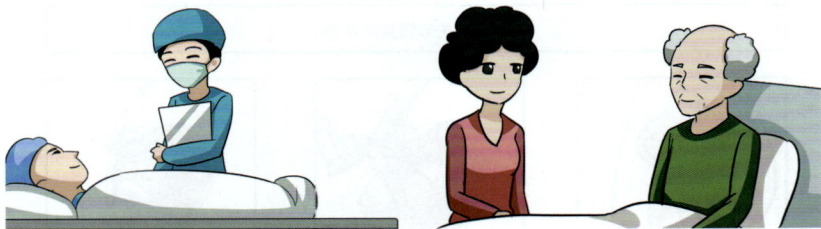

枕头。

（3）术后常规静脉输入抗生素以预防术后感染。

（4）护理人员协助拍背，以便排痰。

（5）术后早期疼痛多由手术创伤所致，可采用镇痛泵和其他镇痛措施缓解疼痛，保证患者的休息质量。

（6）医生根据手术情况及患者病情安排术后下床活动时间，并指导患者使用合适的助行器。

（7）医生会详细告知患者出院后的注意事项、锻炼方法及复查时间。术后2周左右拆线。

27 人工髋关节置换术的术后恢复期需要多长时间？

股骨头坏死患者进行人工髋关节置换术后，术后恢复期通常为1.5～3.0个月。不同年龄、性别、身体条件的患者会存在差异。如无异常，术后的第1～2天患者可在家属的协助下下床活动。术后4～6周，患者可以借助辅助工具练习行走、如厕等日常活动。术后7周开始，功能恢复良好的患者可以尝试脱离辅助工具。一般年轻患者恢复得相对快一点，老年患者恢复得相对慢一点。有的老年患者术后3个月左右才能逐步脱离辅助工具。在术后恢复期，还需要进行镇痛治疗及康复训练。如果患者的恢复时间长，则需要排查是否存在感染或假体位置不良等因素。

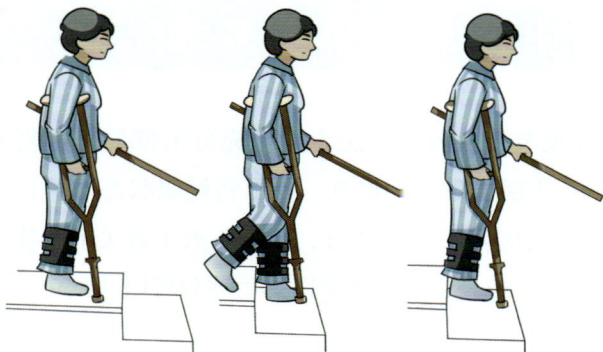

28 人工髋关节置换术术后需要多长时间才能出院？

　　股骨头坏死行髋关节置换术的患者一般术后3～5天就可以出院了。如果存在特殊情况，患者需要继续观察和治疗。术后1～2天，疼痛达到高峰期。如果疼痛控制良好，患者的疼痛症状不明显，则可以很快下床活动，进行相应的康复训练。术后2～3天，患者下床活动自如，疼痛症状不明显，再复查实验室指标（抽血化验）并评估伤口的恢复情况，经医生评估符合出院标准后，就

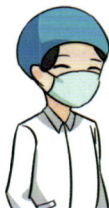

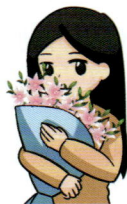

可以安排患者出院了。如今，随着加速康复外科理念的推广，患者的住院时间逐渐缩短。

29 人工髋关节置换术后，患者的生活质量能恢复多少？

人工髋关节置换术后，患者经过充分的恢复（恢复期一般为3～6个月），生活质量得到提升。如果将健康状态时的运动能力评定为100分，生病后评定为50分，那么，人工髋关节置换术后患者大概可以恢复到80分，经过康复锻炼后评分可以达到90分以上。

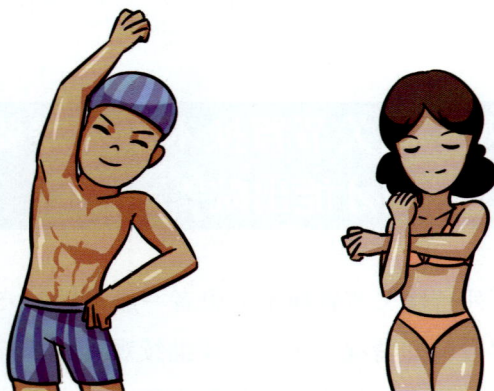

对于大部分术后患者来说，行走、散步、出去买菜、一些轻体力劳动等都可以进行。

一些身体条件好、在运动方面有一定经验的患者术后恢复效果更好，甚至可以进行跑步、游泳等运动。许多运动员在髋关节置换术后还可以重返赛场。总之，在行人工髋关节置换术后，患者能够达到一个比较好的生活状态。当然，这还依赖医生的技术及合适的康复训练。

30 ARCO 2期股骨头坏死的患者能否做人工髋关节置换术？

经常有患者问，ARCO 2期股骨头坏死的患者能不能做人工髋关节置换术？这要根据患者的病情来具体分析。下面给大家看个案例。

案例5：某位患者左侧的股骨头形态比较正常，但坏死范围非常大，整个股骨头内部骨质基本已坏死，因此，患者的疼痛症状比较重，长期非手术治疗的效果也不佳。该患者希望尽快康复并回到工作中，不愿意再经历长时间非手术治疗所带来的不便和不适。因此，经过与医生商讨和对其病情的评估，患者决定选择行人工髋关节置换术，并选择陶瓷股骨头-陶瓷内衬的人工髋关节，术后患者患侧关节的功能恢复到与健侧关节几乎一致。

31 治疗股骨头坏死的偏方可信吗？

给大家举一个例子，一个人有一辆性能良好的汽车，突然有一天，其中一个轮胎磨损得太厉害，坏了，送到4S店维修，维修人员说："你这个轮胎不太好修啊！但是按照我们的方法去做就不会再磨损了。"那个人就问是什么方法。维修人员告诉他："你去买一辆卡车，将汽车放在卡车上面，每天开着卡车出去，这样你的汽车轮胎就不会磨损了。"这个朋友听完后哭笑不得。

社会上有许多不正规的医疗机构就采用类似的方法欺骗患者。甚至告诉患者："你在我这里进行保髋治疗，我保证你股骨头不会塌陷。"给患者实施一系列所谓的"神奇治疗"，然后告诉患者回家躺6个月，或者行走时继续拄拐杖6个月，甚至一两年。这样一来，股骨头确实没有继续变形，而患者觉得这种治疗真的非常有效。

其实，这种方法类似安慰剂，即使不实施任何治疗，每天让你喝白开水，严格限制你的活动时间，只让你躺在床上，腿部不再负重，那股骨头也不会塌陷。那你会认为白开水有治疗作用吗？所以，当关节得到休息，几乎不再负重，坏死的区域就不会塌陷。实际上，无论是非手术治疗，还是手术治疗，股骨头坏死的治疗目标是关节功能恢复正常，患者能回到正常的工作和生活中，不用躺着、不用拄拐杖。如果一种治疗方法只是让人躺着，或者一辈子拄拐，那么即使病情不进展，对于患者来说又有什么意义呢？

32 为什么有的偏方、秘方可以"治愈"股骨头坏死？

偏方、秘方被不正规医院用于股骨头坏死的治疗，能"治愈"股骨头坏死的原因如下。

（1）诊断错误：将不会发生股骨头塌陷的髋部疾病诊断为股骨头坏死（最常见的原因）。

（2）坏死区位于股骨头非负重区（股骨头后内侧）：此类型的股骨头坏死发生股骨头塌陷的速度较慢，甚至不发生股骨头塌陷。

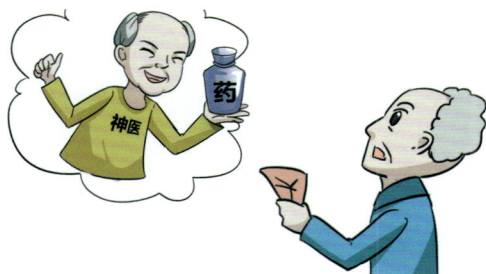

（3）误认为"治愈"：治疗随访过程中仅有髋关节前后位的X线片，缺少髋关节蛙式位片，不能细致地观察股骨头前方的坏死和塌陷。观察的位置角度不同，许多坏死部位未被观察到，误认为"治愈"。

我们对于疾病治疗有效性的定义一般指的是大部分人获得良好的治疗效果，如果仅仅是个例获得满意的治疗效果，从原则上讲，并不具备科学的证据。个例有效是不能证明某种治疗是有效的，因为即使不进行治疗，也会有个例出现较好的预后结果。

第四部分 生活篇

关节保养「说明书」

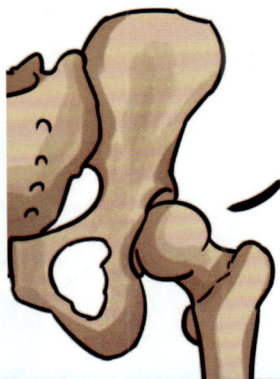

1 患上股骨头坏死，生活中有哪些注意事项？

股骨头坏死早期，可以采取非手术治疗方法进行保髋治疗。其中，保护性负重、药物治疗等为主要治疗措施，辅以生活中保养髋关节。

（1）注意保暖：关节疾病的患者对湿冷比较敏感。热敷能放松髋关节周围的肌肉，改善血液循环，对缓解关节疼痛有一定作用。可以在疼痛部位贴自热贴，或者用热水袋热敷。

（2）保持正确的姿势。

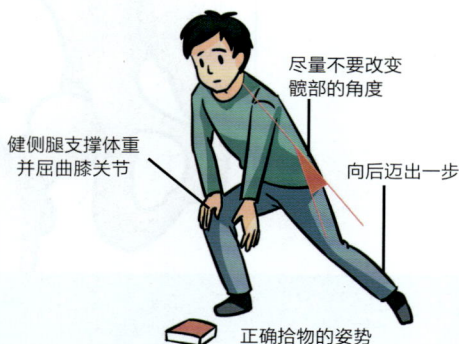

尽量不要改变髋部的角度

健侧腿支撑体重并屈曲膝关节

向后迈出一步

正确拾物的姿势

1）长时间站立弯腰做家务（×）。可准备一把高低适中的椅子或高脚凳（√）。

2）弯腰拾物（×）。疼痛剧烈时，利用工具拾物，避免弯腰。如无疼痛症状，正确拾物的姿势如下：将患侧脚向后迈出一步，以健侧腿支撑体重并同时屈曲膝关节。手扶墙壁或桌面协助支撑身体（√）。

3）跷二郎腿（×）。双足平放着地（√）。

×

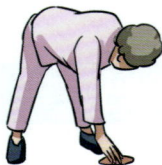

不要这样弯腰拾物

×

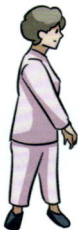

不能固定足部，
内旋置换后的髋关节

×

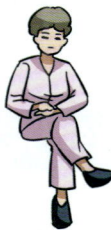

不要跷二郎腿，
使膝关节超过身体中线

√

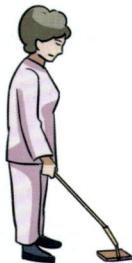

使用工具拾物，
避免弯腰

√

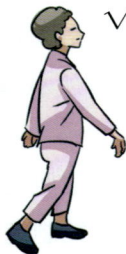

先把两只脚转过来，
再转身

√

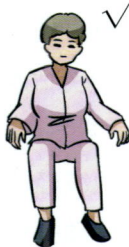

双足平放着地，
分开20 cm

×

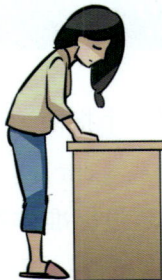

弯腰会造成骨盆倾斜，
引起髋关节疼痛

√

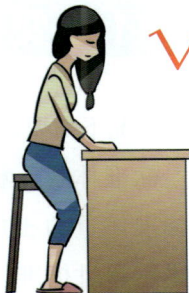

无法准备高脚凳或椅子的情况下，可
将疼痛的脚置于高10 cm的矮凳上，
以减轻负荷，就不容易出现疼痛了

（3）维持正常体重：股骨头坏死的患者应适当控制饮食，维持体重在正常范围，同时要避免血脂异常。

（4）减轻负重：拄拐行走。

2 为髋关节减负，首先要减重吗？

对于股骨头坏死的患者来说，尤其是早期患者，减轻负重有利于维护股骨头的外形，可以防止股骨头塌陷，为股骨头修复创造有利条件。因此，减轻负重是股骨头坏死非手术治疗的一项重要措施。髋关节在身体移动时所承载的负荷是上半身重量的3倍以上。

适度地减轻体重有助于增强肌力、减轻髋关节的负荷、保护股骨头。运动搭配饮食，均衡控制能量摄入和消耗是减重的基本原则。

3 胖不胖要看哪些指标呢？

什么情况下需要减重呢？主要依据以下4个指标。

（1）标准体重：标准体重（kg）＝身高（cm）－105。实际体重在标准体重的±10%内为正常，体重超过标准体重＞20%为肥胖（体重超过标准体重20%～30%为轻度肥胖；超过标准体重30%～50%为中度肥胖；超过标准体重50%为重度肥胖）。

（2）体重指数（body mass indes，BMI）：BMI是体重（kg）

除以身高（m）的平方得出的数值。成年人BMI＜18.5为偏瘦，18.5～23.9为正常，≥24为超重，≥28为肥胖。

（3）腰围：男性的适宜腰围应≤85 cm，女性的适宜腰围应≤80 cm。有的人即便BMI没有达到肥胖的标准，但大腹便便，也属于肥胖。

（4）腰臀比：分别测出腰围和臀围，将腰围的数值除以臀围的数值。正常的腰臀比范围为，男性＜1，女性＜0.85。

测量腰围时，将皮尺经脐上0.5～1.0 cm处（肥胖者可选择腰部最粗处）水平绕一周，皮尺的松紧度应适宜（使皮肤不产生明显凹陷），不能有意识地挺腹或收腹；测量臀围时，将皮尺沿臀部最凸起处水平围绕一周，皮尺的松紧度应适宜（使皮肤不产生明显凹陷）。

中国男性体脂率

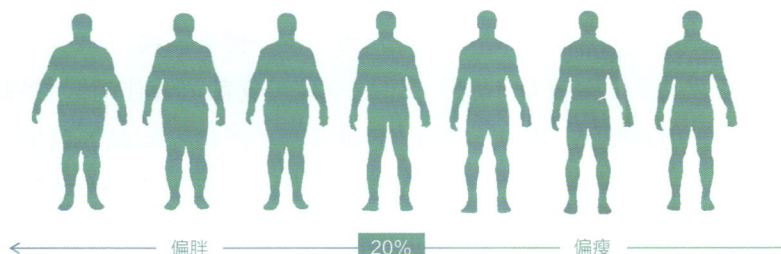

偏胖 ←———————— 20% ————————→ 偏瘦

中国女性体脂率

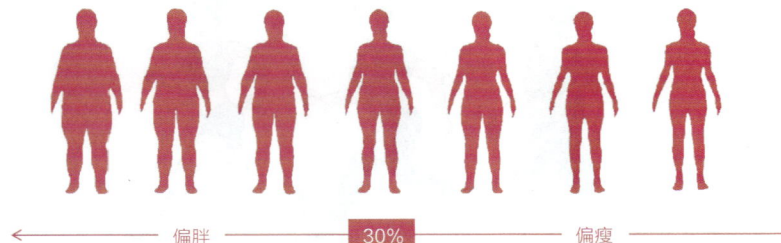

偏胖 ←———————— 30% ————————→ 偏瘦

（5）体脂率：即人体内脂肪组织重量占总体重的百分比。一般中国女性体脂率＜30%、男性体脂率＜20%为正常。

4 减重有什么窍门吗？

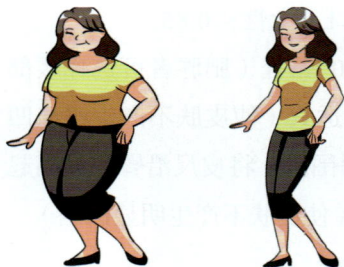

说起减重，很多人都是"一把泪"，其实要说减重的窍门，请记住这六字真经"管住嘴，迈开腿"。减重最重要的原则是坚持！人之所以体重会超标，是因为每天摄取的能量大于消耗的能量，这部分多余的能量转化成脂肪储存在体内，久而久之会导致超重、肥胖。因此，要"管住嘴"——控制摄入，"迈开腿"——促进消耗。

俗语说"马无夜草不肥"。如果一日三餐都"管住嘴"，控制饮食可能很难坚持。因此，我们更加强调"严格控制晚餐的能量摄入"，即晚餐要少吃。科学家发现，人体内一种促进脂肪堆积的因子白天休息，晚上工作，从而使脂肪堆积。

而"迈开腿"是使运动变成一个长期的习惯。正因为要坚持

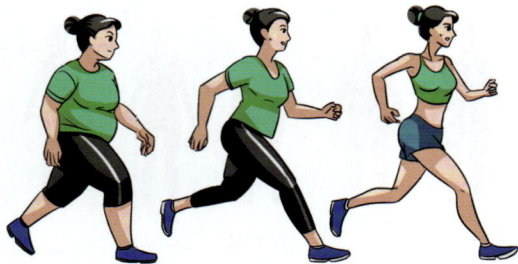

长期运动，所以不能选择因太激烈而让自己会很快放弃的运动。对于早、中期股骨头坏死的患者来说，散步、游泳、快走、骑自行车是比较推荐的运动方式。

5 股骨头坏死患者如何运动？

股骨头坏死患者的运动原则：不明显增加髋关节负重的运动方式，如散步、游泳、骑自行车、打太极拳等。避免剧烈运动，如跑步，跳绳，打羽毛球、篮球等。行人工髋关节置换术的患者则要在医生的指导下进行康复锻炼。在完全康复后再进行散步、骑车、打保龄球、打乒乓球、游泳及跳舞等体育活动。

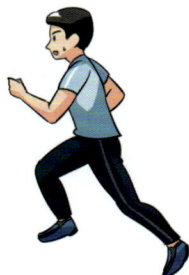

6 拄拐杖丢面子，可以不拄拐杖吗？

在股骨头坏死治疗和康复过程中，医生会要求患者拄拐杖，很多患者都不理解！确实有不少患者，尤其是年轻患者觉得拄拐杖丢面子。那么，为什么要拄拐杖呢？

拄拐杖能将手臂力量转化为下肢的支撑力量，协助身体稳定，可以减少约30%自身体重对下肢关节的压力。

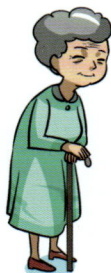

股骨头坏死患者，尤其是早期患者，使用辅助行

走的器具/器械有利于减轻下肢负重，维护股骨头的外形，防止其塌陷，为股骨头修复创造有利条件。因此，拄拐杖是防止股骨头进一步塌陷的重要措施之一，除了拐杖，助行器、轮椅及三轮车等也可以帮助患者减轻下肢负重。双侧股骨头坏死患者可以选择轮椅、三轮车及双拐，单侧股骨头坏死患者可以选择单拐、手杖。手杖通常用于股骨头坏死范围小或经治疗后的短距离行走。辅助行走的器具/器械配合理疗需要持续的时间一般在6个月以上。在治疗过程中遵医嘱定期行X线检查，直至股骨头坏死病变稳定后可不再使用器具/器械。拄拐杖好比战场后方的后勤保障，是治疗股骨头坏死的一个重要环节，一定要听从医生的建议，不要过早丢弃拐杖。

7 如何判断拄拐杖的姿势是否科学？

拄拐杖看似简单，但也需要技巧。拄拐时双肩放松，身体尽量保持挺直状态。此时背阔肌、胸大肌等胸背部肌肉在控制上肢，要用整个上肢来控制拐杖，仅靠腋部夹持拐杖会压迫腋神经。

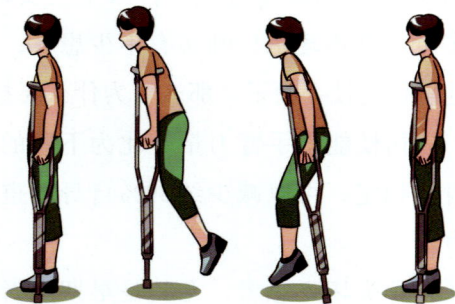

（1）调整拐杖的高度：一般为足底到腋窝的高度，比身高低40 cm；站立时，从足小趾前外侧15 cm处到腋下2～3横指的高度。

（2）使用拐杖的原则：健侧使用拐杖，即拐杖要放在健肢腋下，并与患肢同时行走。而不是放在患侧腋下，或者患者想放哪边就放哪边。例如，左侧股骨头坏死患者，要将拐杖放在右侧腋下。

（3）使用拐杖辅助行走的方法

1）三点步行：双拐和患足三点步行，健足独立行走。

2）四足步行：足和拐杖交替步行。

3）二点步行：右足和左拐、左拐和右足互相交替步行。

4）摆至步：双足同时离地前移，步距不超过拐杖。

5）摆过步：双足同时前移，步距超过拐杖。

（4）拄拐杖上下楼梯的方法：上楼梯时健肢先上，然后拐杖与患肢同步往上；下楼梯时拐杖先下，患肢先下楼梯，然后健肢再下（使用手杖上下楼梯的方法与拐杖一致）。

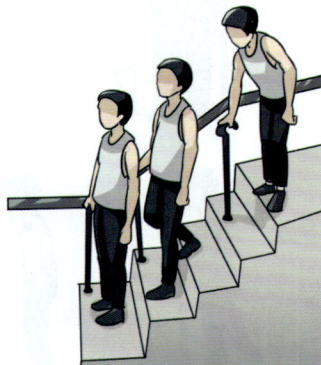

下楼梯
（右下肢为健肢）

8 如何科学使用手杖？

股骨头坏死范围小或经治疗、康复后，短距离行走时可以使用手杖。使用手杖前须确认上肢功能正常。手杖的使用原则与拐杖相同，都须健侧使用，即一侧股骨头病变，另一侧上肢持手杖。手杖的长度要合适：患者以舒适自然的姿势双脚平行稍叉开站立，手杖的抓握处与股骨大转子高度相同，抓手杖后肘关节屈曲的角度约30°，上肢自然下垂。

持手杖辅助行走的方法：①三点步行，两足和手杖，交替步行；②两点步行，手杖和患肢同时前移，随后健肢再移动。

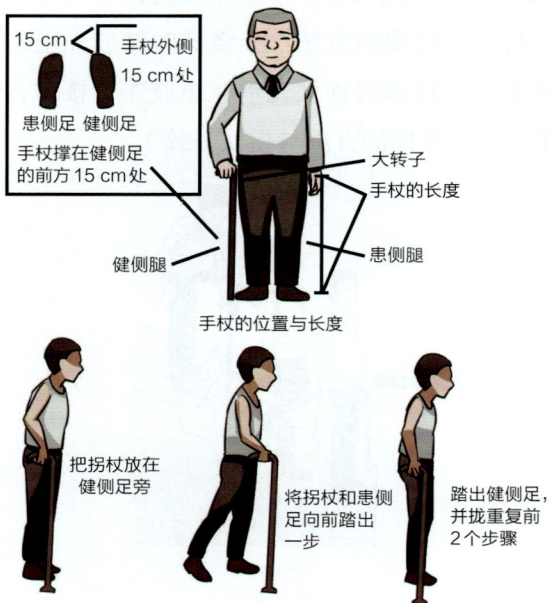

15 cm
手杖外侧
15 cm处
患侧足 健侧足
手杖撑在健侧足的前方15 cm处

大转子
手杖的长度

健侧腿
患侧腿

手杖的位置与长度

把拐杖放在健侧足旁

将拐杖和患侧足向前踏出一步

踏出健侧足，并拢重复前2个步骤

9 治疗后的股骨头坏死患者可以继续饮酒吗？

导致股骨头坏死发生的主要原因之一就是酗酒，一旦诊断为股骨头坏死，无论是否需要手术治疗，均建议患者戒酒。酗酒使酒精在体内聚集，导致血脂升高、肝功能损伤。血脂升高会导致血液黏稠度增加，血液流动缓慢，导致局部血管堵塞，引发股骨头坏死等疾病。一旦确诊为股骨头坏死，如继续饮酒，不利于病情康复。单侧人工髋关节置换术后，继续饮酒可能会导致另一侧发生股骨头坏死。另外，大量饮酒使身体动作不受控制，如髋关节活动角度过大，这可能导致髋关节置换术后脱位等术后并发症增多。因此，即使做了人工髋关节置换术，也应该戒酒。

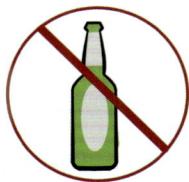

10 股骨头坏死患者在饮食方面有什么需要注意的？

对于股骨头坏死患者来说，要做到饮食均衡，保证身体所需的营养物质、微量元素和维生素、矿物质的摄入。

适当补充富含钙和维生素D的食物。

（1）补钙

1）食补：牛奶、酸奶、卤水或石膏点的豆腐（老豆腐）、可

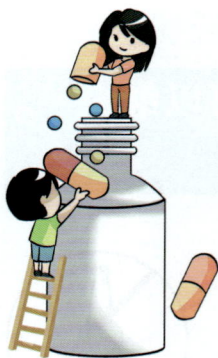

连骨食用的小鱼、小虾、虾皮、贝类及深绿色蔬菜等食物的含钙量较高。

2）服用钙剂：钙剂的种类主要包括碳酸钙、乳酸钙、葡萄糖酸钙等。由于钙剂需要每天补充，因此，可以综合考虑钙剂的费用和特点，或者根据医生的建议进行选择。

（2）补充维生素D：维生素D是钙吸收的调节剂。维生素D摄入不足，钙可能就白吃了。如果没有足够的维生素D，吃进去的钙，大部分只是在人体消化系统"转一圈"，然后通过粪便排泄出去，补充维生素D主要有3条途径。

1）食补：深海鱼类、动物肝脏、牛奶、蛋中的维生素D含量丰富。但是，促进钙摄取的维生素D需要活化才能起作用。

2）晒太阳：这是一种天然的活化维生素D的方式。上午9—10点，下午4—7点，是获取活化维生素D的最佳时间，每天至少晒0.5小时。

3）维生素D制剂：如生活在阳光不充足的地方，患者可以口服活性维生素D制剂。年轻人每天的摄入量约为400 U，老年人约为800 U。

11 做了人工髋关节置换术是否就不能做MRI检查了？

这是困扰股骨头坏死患者的问题之一，曾经有患者家属问笔者，她母亲做了人工髋关节置换术，最近怀疑为脑卒中（中风），需要做头部MRI检查确诊。做过髋关节置换术后，身体内有金属，还能不能做MRI检查呢？

一般情况下，在人工髋关节置换术后，是可以做MRI检查的。

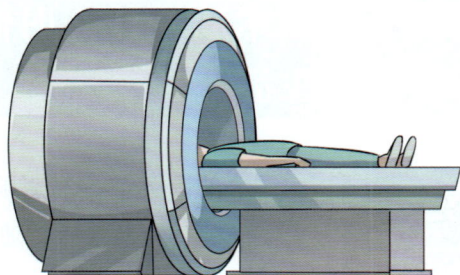

磁共振较强的磁场会吸引含铁的物质（称为铁磁性），使它们发生突然移位。但如今的人工关节假体材料一般都是低磁性材料，并不影响做MRI检查。

人工髋关节是由4部分组成的：髋臼杯、髋臼内衬、人工股骨头和股骨柄。其中，髋臼杯和股骨柄的材料主要是钛合金或钽金属，这2种金属都属于低磁性的金属，不会受到MRI机器里磁场的影响，因此不会出现被机器吸住的现象。

人工股骨头的材料有3种：①陶瓷；②钴铬或钴铬钼合金；③锆铌合金。它们都是非铁磁性材料。

髋臼内衬的材料有2种，一种是陶瓷；另一种是聚乙烯，即塑料。这2种都不是金属，不会受到磁场的影响。因此，人工髋关节中的4个组成部件，无论是不是金属，都不会明显受到MRI机器的影响，故术后患者做MRI检查是安全的。

但有一点需要提醒，有的患者的人工髋关节使用了钢丝、螺钉等可能有铁磁性的材料，就不能做MRI检查了。

因此，到底髋关节置换术后能不能做MRI检查，一定要与主管医生确认。

12 髋关节置换术后，什么时候可以开始过性生活？

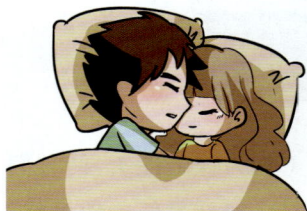

术前髋关节疼痛影响性生活质量，人工髋关节置换术后，随着髋关节疼痛的缓解，活动逐渐灵活，绝大部分患者术后都能够过性生活。

一般来说，性生活开始的最早时间应该在髋关节切口完全愈合，拆线后1～2周。此时软组织结构的炎症反应较轻，性生活导致髋关节疼痛的可能性较小。当然，术后3个月左右开始，可能是更安全的时间，但也存在个体差异，需要根据自己的承受能力来定。

13 人工髋关节置换术后，性生活用什么姿势比较安全？

人工髋关节置换术后，日常生活都要防止髋关节脱位或关节假体松动，性生活也不例外。

人工髋关节置换术后，要尽量避免患侧髋关节过度屈曲（胸膝位）、内收（下肢向肢体中线的移动）、内旋（足向内旋转）的动作，这类动作相对比较危险。

大多数患者（无论是男性还是女性），术后性生活时，都喜欢采用被动体位，即患者在下位，比较省力，活动量小。随着髋关节的愈合，也可以采用其他舒适的体位。

髋关节置换术后性生活的推荐体位

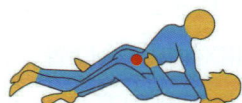

患者（伸髋）在上，伴侣在下　　　患者在下，伴侣在上

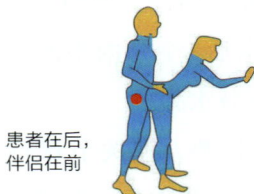

患者在后，伴侣在前　　　患者在前，伴侣在后

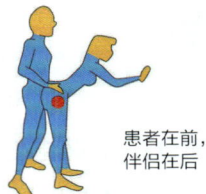

髋关节置换术后性生活避免使用的体位

患者在上，伴侣在下　　　患者（屈髋）在上，伴侣在下

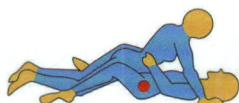

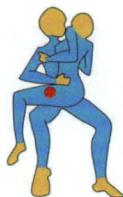

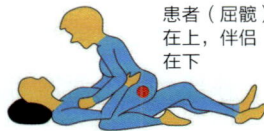

患者在任何一个位置

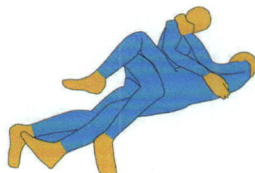

14 术后如何预防人工髋关节脱位？

人工髋关节置换术后早期，髋关节仍处于相对不稳定的状态，这种不稳定的状态会引起关节假体脱位，且以后脱位最为常见。因此，人工髋关节置换术后，患者要尽量避免髋关节过度屈曲、内收、内旋。防止人工髋关节脱位的措施如下。

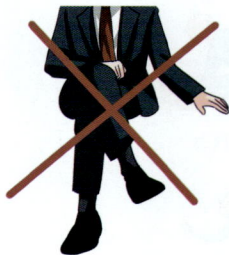

（1）坐位：椅子的高度高于膝关节，保证髋关节处于相对伸直的位置，同时保持膝关节低于或等于髋部的高度。患者坐下时，尽量保持脚尖轻度向外，勿跷二郎腿，也不要盘腿而坐。术后3个月内坐的时间不宜过长，以免导致下肢水肿。

（2）卧位：在双腿之间放一个枕垫，使关节保持在适当的位置。翻身时身体与腿同时呈一直线，躺向健侧腿那一侧时，双腿之间夹厚枕，避免双腿交叉；伤口恢复、疼痛缓解之后可向患侧躺。

（3）如厕：不建议使用蹲便器，可以改为坐便器，注意保持髋关节不低于膝部。在坐便器附近安装扶手，以协助患者坐下和站起。

（4）取物：术后6周内不要弯腰捡地上的物品，不要突然转身或伸手去取身后的物品。

（5）乘车：上车时，臀部先就坐；坐位时臀部位置向前坐，身体向后靠，腿尽量前伸。

（6）淋浴：站立淋浴有一定的危险性，患者可坐在一个高凳子上，同时避免弯腰（可准备长柄的沐浴海绵清洗下身）。淋浴间内要有防滑措施，如防滑脚垫、扶手。

（7）穿鞋袜：请家属或护理人员帮忙，或者使用鞋拔子穿鞋，可以使用免弯腰穿袜辅助器。尽量穿不系带的低跟软底鞋。

（8）穿裤子：患者可以自己尝试穿裤子，建议穿着宽松有弹性的裤子，穿裤子时先穿术侧下肢，再穿健侧下肢；脱裤子时先脱健侧下肢，再脱术侧下肢。

第五部分
康复篇

术后康复锻炼指导

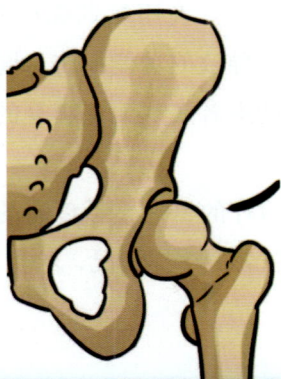

1 什么是康复锻炼？

人工髋关节置换术或股骨头置换术后，患者需要经过系统、循序渐进的康复锻炼。在治疗的不同阶段，患者所处的病理生理状态、疼痛感受及预期功能水平均有所不同。

专业的康复锻炼要根据患者的状态给予不同的康复训练策略。在临床实际治疗中，每个患者的体质不同，耐受力也有所差异，因此，先需要进行系统评估，再根据评估结果制定患者的个体化康复方案。在康复训练过程中，还要关注患者的疼痛状态，以及疼痛所导致的功能损伤。同时，仪器设备、物理治疗的加入也可以帮助患者实现无痛康复的目标，最终使患者康复效果达到最佳。

康复治疗的目标包括疼痛的缓解和肢体功能的逐步恢复。医生应根据患者的个体情况，给予不同的康复锻炼指导。

2 术后6周内可以做哪些康复锻炼？

术后6周内的康复锻炼目标：控制疼痛、减轻水肿、保护创伤部位、增加关节活动度、本体感觉训练、无负重增强肌肉力量。

（1）髋部冰袋冷敷：冷敷属于术后康复的一部分，能够有效减轻手术部分的肿胀，控制疼痛。每次15～20分钟，每2～4小时1次。

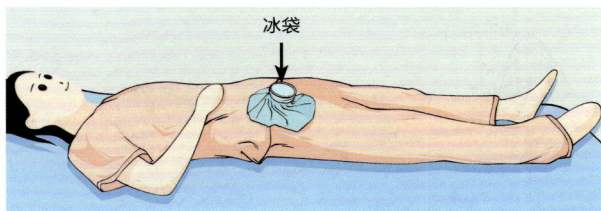

冰袋

（2）踝泵运动：踝关节主动背伸，使下肢肌肉收缩，挤压深部血管，促进血液循环，预防下肢深静脉血栓形成。每小时做15次，每个动作保持到5～10秒，再放松，每组10～15次，每天10～12组。

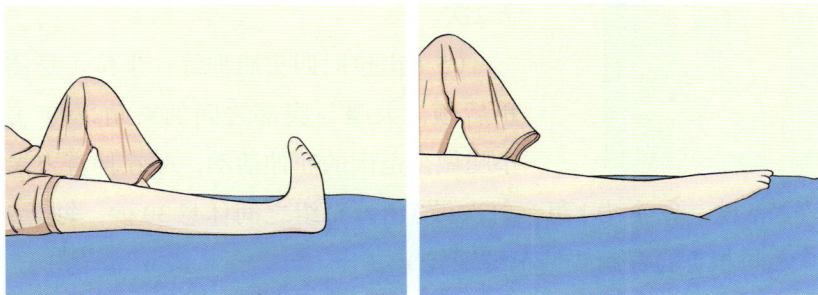

（3）关节活动度训练

1）髋关节伸直练习：屈曲对侧髋、膝关节，术侧髋关节做主动伸直动作，充分伸展屈髋肌及关节囊前部。12个为1组，每次做3组，每组之间休息30秒，每天2次。

2）髋关节屈曲练习：仰卧位平躺屈膝关节，向臀部滑动足跟练习，髋关节屈曲的角度须＜70°。12个为1组，每次做3组，每组之间休息30秒，每天2次。

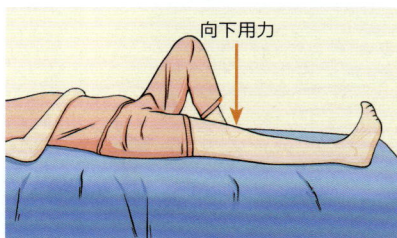

向下用力

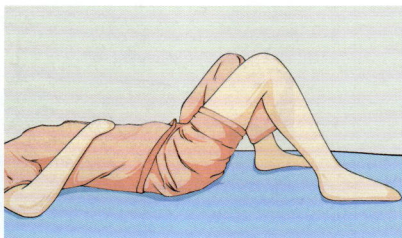

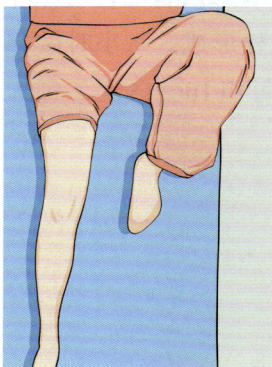

（4）股四头肌等长收缩训练：仰卧位，绷紧大腿前方肌肉，将膝关节往下压紧床面，保持10秒，缓慢放松。12个为1组，每次做3组，每组之间休息30秒，每天2次。

（5）坐位股四头肌训练：坐位（身体稍后倾，大腿与腹部之间的夹角＞90°），小腿做全范围的屈伸活动，并在伸直末端保持5秒。12个为1组，每次做3组，每组之间休息30秒，每天2次（可根据自身耐受情况绑沙袋）。

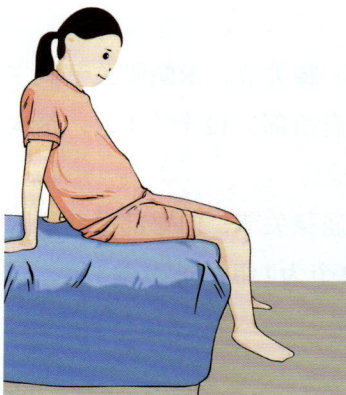

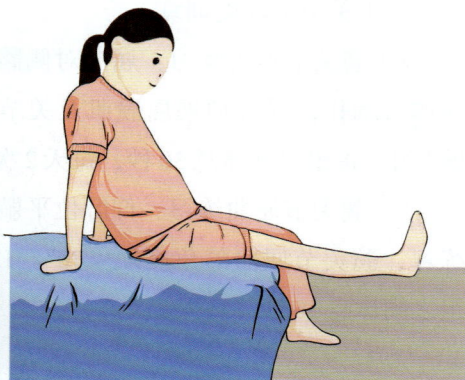

3 术后6周至3个月可以做哪些康复锻炼？

术后6周至3个月康复锻炼目标：在辅助装置下使步态正常化，独立进行日常活动。以下是可以做的康复锻炼。

（1）蛤壳式运动：侧卧位，屈膝，患侧在上，缓缓将膝盖向上打开，像贝壳一样，在终末端保持5秒，再缓慢放下。12个为1组，每次做3组，每组之间休息30秒，每天2次。视自身耐受情况，可增加阻力，如利用弹力带。

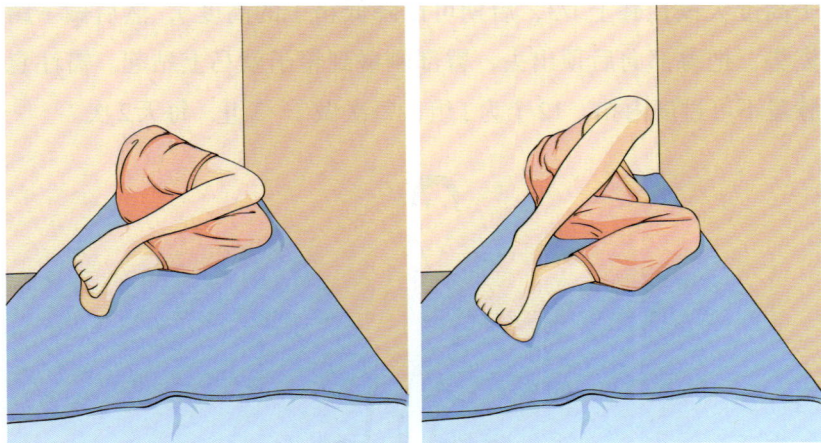

（2）站立位髋关节外展训练：在站立位，缓慢将一侧大腿往外展开（臀部保持不动，收腹，身体不扭转），在终末端保持5秒，再缓慢收回。12个为1组，每次做2组，每组之间休息30秒，每天2次。

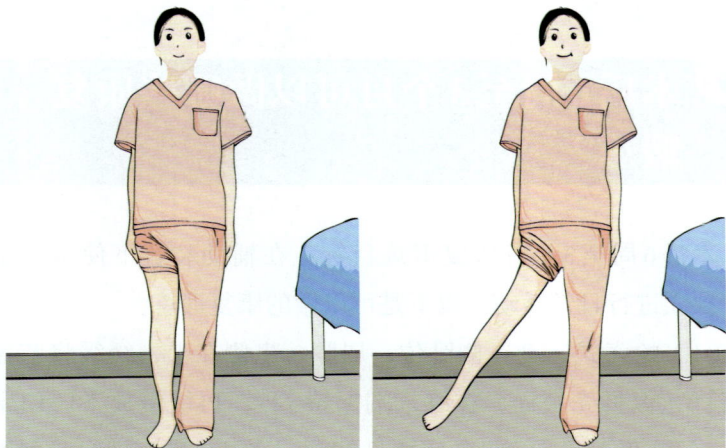

（3）单腿下蹲：单腿站在地面上，臀部后方放1个箱子（箱子高度大概在膝上1/3，后期可以降低箱子的高度），然后做下蹲姿势，把臀部向后顶出去，臀部刚碰到箱子就马上站起。需注意膝盖不可过度内扣。12个为1组，每次做2～3组，每天2次。

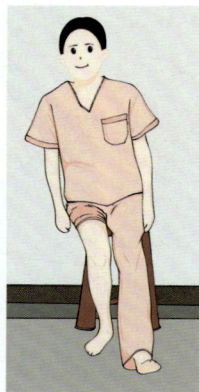

（4）单侧臀桥：患者仰卧位，双膝屈曲，似钩状，一侧膝关节完全伸直，另一侧下肢仍保持屈曲，足后跟用力下压，将髋部往上

抬，尽量维持身体的位置，然后慢慢回到起点。如果将足后跟置于一定坡度的楔形踏板上，则可增加该动作的活动范围。记住双侧均应练习。12个为1组，每次做3组，每组之间休息30秒，每天2次。

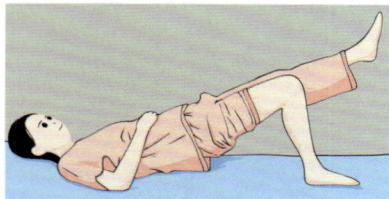

（5）"死虫"训练：身体仰卧于垫子上，膝关节弯曲，大腿、小腿夹角成90°，双臂打开伸直，动作要领是腹部收紧，把肩膀和双腿抬离地面。注意大腿与身体的角度不可<90°。每组做10次，每次停6秒，每天可以重复2～3组。

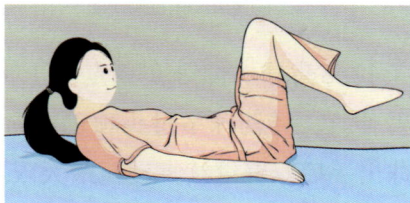

4 术后3～6个月可以做哪些康复锻炼？

术后3～6个月康复锻炼目标：能够交替性上、下楼梯，能够独立完成下身穿戴，包括穿脱鞋袜，可进行特殊功能性活动（骑自行车、游泳等，每周可进行1～2次）。以下是此阶段可以做的康复锻炼。

（1）侧向台阶训练：站立，患腿站在台阶上，屈髋20°，健侧足缓慢从台阶下落，再缓慢抬起（抬头、挺胸、收腹）。12个为1组，每次做3组，每组之间休息30秒，每天2次。

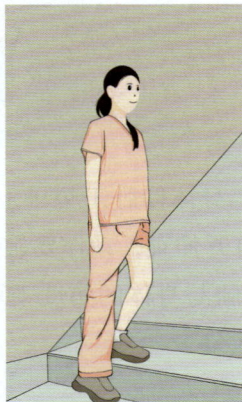

（2）稳定球上拉掷药球：仰卧在稳定球上，屈膝90°，双足平放于地面，双臂伸直，持药球举过头顶迅速向前卷腹，将药球投掷向墙壁，药球出手后双臂继续挥动至最大限度。12个为1组，每次做3组，每组之间休息30秒，每天2次。

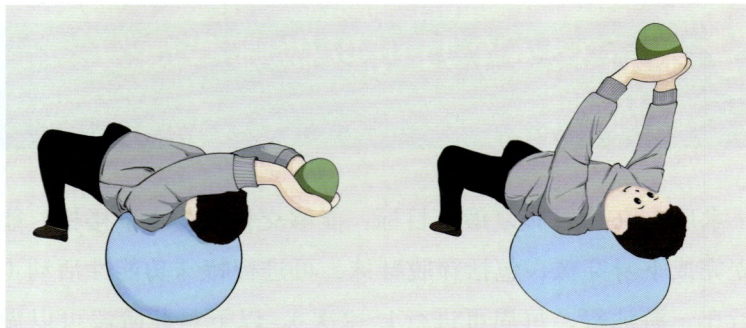

（3）身前斜抛药球：双脚与肩同宽站立，膝关节略微弯曲，以下手投球的方式将球抛向墙壁，以捞球的方式接球。12个为1组，每次做3组，每组之间休息30秒，每天2次。

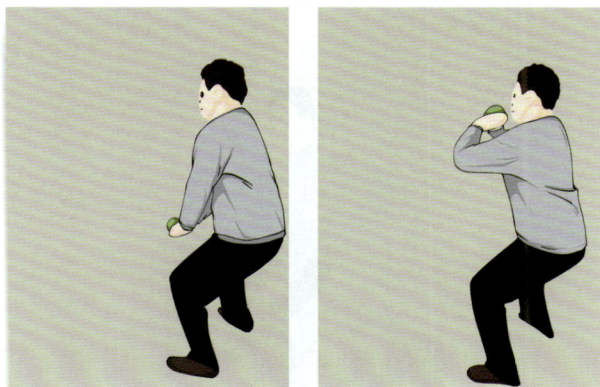

（4）单腿平衡训练：支撑腿站在一块软垫上，或者站在BOSU球（波速球或半圆球）上，单腿站立，第1次站立15秒，第2次站立20秒，第3次站立25秒……之后可以闭眼或抛接球来增加难度。12个为1组，每次做3组，每组之间休息30秒，每天2次。

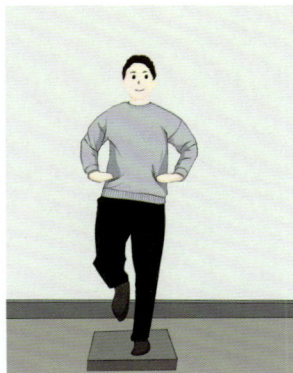

（5）贴壁滚球微蹲训练：站立，靠墙微端（双脚与肩同宽），在后背与墙之间夹一球，缓慢下蹲，缓缓屈膝30°（足尖不超过膝关节，腰背挺直），保持10秒，再缓慢站起。12次为1组，每次做3组，每组之间休息30秒，每天2次。

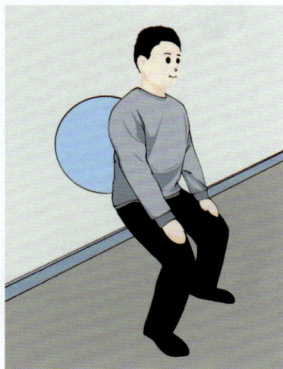

参 考 文 献

[1]　HAMMER A. The calcar femorale: a new perspective [J]. J Orthop Surg (Hong Kong), 2019, 27 (2): 615509066.

[2]　LAMB J N, HOLTON C, O'CONNOR P, et al. Avascular necrosis of the hip [J]. BMJ, 2019, 365: l2178.

[3]　BOHNDORF K, BECKMANN J, JÄGER M, et al. S3 Guideline. Part 1: diagnosis and differential diagnosis of non-traumatic adult femoral head necrosis [J]. Z Orthop Unfall, 2015, 153 (4): 375-386.

[4]　TAN B, LI W L, ZENG P, et al. Epidemiological study based on china osteonecrosis of the femoral head database [J]. Orthop Surg, 2021, 13 (1): 153-160.

[5]　ZHENG Y, ZHENG Z H, ZHANG K, et al. Osteonecrosis in systemic lupus erythematosus: Systematic insight from the epidemiology, pathogenesis, diagnosis and management [J]. Autoimmun Rev, 2022, 21 (2): 102992.

[6]　ARBAB D, KÖNIG D P. Atraumatic femoral head necrosis in adults [J]. Dtsch Arztebl Int, 2016, 113 (3): 31-38.

[7]　YOON B H, JONES L C, CHEN C H, et al. Etiologic classification criteria of ARCO on femoral head osteonecrosis part 2: alcohol-associated osteonecrosis [J]. J Arthroplasty, 2019, 34 (1): 169-174.

[8]　CHEN W, QING L M, WU P F, et al. Progress of pathogenesis and genetics of alcohol-induced osteonecrosis of femoral head [J]. Zhongguo Xiu Fu Chong Jian Wai Ke Za Zhi, 2022, 36 (11): 1420-1427.

[9]　KONARSKI W, POBOŻY T, KOTELA A, et al. The risk of avascular necrosis following the stabilization of femoral neck fractures: a systematic

review and meta-analysis [J]. Int J Environ Res Public Health, 2022, 19 (16): 10050.

[10] SLOBOGEAN G P, SPRAGUE S A, SCOTT T, et al. Complications following young femoral neck fractures [J]. Injury, 2 015, 46 (3): 484-491.

[11] SCOLARO J A, MARECEK G, FIROOZABADI R, et al. Management and radiographic outcomes of femoral head fractures [J]. J Orthop Traumatol, 2017, 18 (3): 235-241.

[12] LI L, ZHAO X, YANG X D, et al. Dynamic hip screws versus cannulated screws for femoral neck fractures: a systematic review and meta-analysis [J]. J Orthop Surg Res, 2020, 15 (1): 352.

[13] BRICEÑO-SOUZA E, MÉNDEZ-DOMÍNGUEZ N, CÁRDENAS-DAJDAJ R, et al. Dysbaric osteonecrosis associated with decompression sickness in a fishing diver [J]. Undersea Hyperb Med, 2019, 46: 217-220.

[14] HERNIGOU P, JAMMAL S, PARIAT J, et al. Hip osteonecrosis and pregnancy in healthy women [J]. Int Orthop, 2018, 42 (6): 1203-1211.

[15] YAGDIRAN A, ZARGHOONI K, SEMLER J O, et al. Hip pain in children [J]. Dtsch Arztebl Int, 2020, 117 (5): 72-82.

[16] RODRÍGUEZ-OLIVAS A O, HERNÁNDEZ-ZAMORA E, REYES-MALDONADO E. Legg-Calvé-Perthes disease overview [J]. Orphanet J Rare Dis, 2022, 17 (1): 125.

[17] STANČÁK A, KAUTZNER J, CHLÁDEK P, et al. Predictors of radiographic outcomes of conservative and surgical treatment of Legg-Calvé-Perthes disease [J]. Int Orthop, 2022, 46 (12): 2869-2875.

[18] 靳建，唐谷，徐宏，等. 儿童股骨头骨骺缺血性坏死的伤残评定 [J]. 法医学杂志，2018，34（5）：549-551.

[19] JERGESEN H E, KHAN A S. The natural history of untreated asymptomatic hips in patients who have non-traumatic osteonecrosis [J]. J Bone Joint Surg Am, 1997, 79 (3): 359-363.

[20] HAMPTON S N, NAKONEZNY P A, RICHARD H M, et al. Pain

catastrophizing, anxiety, and depression in hip pathology [J]. Bone Joint J, 2019, 101-B (7): 800-807.

［21］ 中国医师协会骨科医师分会骨循环与骨坏死专业委员会，中华医学会骨科分会骨显微修复学组，国际骨循环学会中国区. 中国成人股骨头坏死临床诊疗指南（2020）［J］. 中华骨科杂志，2020（20）：1365-1376.

［22］ 王洪涛，魏伟，孟兆伟. CT和MRI诊断股骨头坏死的价值比较［J］. 中国实用医刊，2021，48（24）：75-78.

［23］ HINES J T, JO W L, CUI Q, et al. Osteonecrosis of the femoral head: an updated review of ARCO on pathogenesis, staging and treatment [J]. J Korean Med Sci, 2021, 36 (24): e177.

［24］ 陈长军，赵鑫，罗月，等. 股骨头坏死保头治疗现状及预后影响因素的研究进展［J］. 中华骨科杂志，2021，41（1）：49-57.

［25］ FERGUSON R J, PALMER A J, Taylor A, et al. Hip replacement [J]. Lancet, 2018, 392 (10158): 1662-1671.

［26］ 万咏柏，张寿，郭祥，等. 年龄做为老年病人人工全髋关节及股骨头置换术适应症的探讨［J］. 海南医学，2007，18（4）：71-72.

［27］ GÜNTHER K P, DECKERT S, LÜTZNER C, et al. Total hip replacement for osteoarthritis-evidence-based and patient-oriented indications [J]. Dtsch Arztebl Int, 2021, 118 (43): 730-736.

［28］ KANEKO S, TAKEGAMI Y, SEKI T, et al. Surgery trends for osteonecrosis of the femoral head: a fifteen-year multi-centre study in Japan [J]. Int Orthop, 2020, 44 (4): 761-769.

［29］ 魏立友，赵刚，李新民，等. 盐酸氨基葡萄糖对早期股骨头缺血性坏死患者疼痛的缓解作用［J］. 中国骨与关节损伤杂志，2016，31（2）：118-120.

［30］ 林彩龙，马文剑，彭济河. 不同假体材料在老年人半髋关节置换术中的应用［J］. 深圳中西医结合杂志，2020，30（5）：106-107.

［31］ 马宁，白晓青，王聪，等. 全髋关节置换术中假体摩擦界面的研究现状［J］. 中国骨科临床与基础研究杂志，2021，13（4）：186-191.

［32］ 饶锐强. 不同材料在全髋关节置换术中应用效果观察［J］. 湖南师范大学学报（医学版），2019，16（4）：141-144.

［33］ EVANS J T, EVANS J P, WALKER R W, et al. How long does a hip replacement last? a systematic review and meta-analysis of case series and national registry reports with more than 15 years of follow-up [J]. Lancet, 2019, 393 (10172): 647-654.

［34］ ZHAO J L, DAVIS S P. An integrative review of multimodal pain management on patient recovery after total hip and knee arthroplasty [J]. Int J Nurs Stud, 2019, 98: 94-106.

［35］ FORTIER L M, ROCKOV Z A, CHEN A F, et al. Activity recommendations after total hip and total knee arthroplasty [J]. J Bone Joint Surg Am, 2021, 103 (5): 446-455.

［36］ YANG M, LI X K, CHU K, et al. Comparison of outcomes following total hip arthroplasty between patients diagnosed with Association Research Circulation Osseous (ARCO) Stage Ⅲ and Stage Ⅳ osteonecrosis of the femoral head: a retrospective study of 302 patients [J]. Med Sci Monit, 2023, 29: e938991.

［37］ SADEGHI O, SANEEI P, NASIRI M, et al. Abdominal obesity and risk of hip fracture: a systematic review and meta-analysis of prospective studies [J]. Adv Nutr, 2017, 8 (5): 728-738.

《中国成人股骨头坏死临床诊疗指南（2020）》中"五、股骨头坏死的预防与治疗　（四）治疗方案的选择原则"。

股骨头坏死治疗方案的选择应根据MRI、股骨头坏死的血运变化表现、骨坏死分期、分型、坏死体积、关节功能及患者年龄、职业及对保存关节治疗的依从性等因素综合考虑。

1. 无临床症状、坏死位于非负重区、坏死面积＜15%者　可严密观察，积极抗凝及扩血管，避免负重，定期随访。无临床症状、坏死位于负重区、坏死面积＞30%者应积极治疗，评估血运情况，不应等待症状出现。根据血运表现变化、坏死位置，可联合应用髓芯减压术或非手术治疗手段。

2. ARCO 0期（1994版ARCO分期）　如果一侧确诊为非创伤性股骨头坏死，对侧应高度怀疑，此时宜行双侧MRI检查，建议每3～6个月随访1次，并采用抗凝联合扩张血管药物或活血化瘀中药进行治疗。

3. ARCO 1、2期　对有症状或坏死面积15%～30%者，应积极行下肢牵引及药物等非手术治疗，根据静脉瘀滞和动脉缺血的血运表现情况，也可行保留髋关节的手术治疗，采用髓芯减压术或配合干细胞移植或浓集自体骨髓单个核细胞移植。ARCO 2C期可采用带或不带血运的骨移植术，可联合支撑材料、截骨术、下肢牵引、药物治疗等非手术治疗方式作为辅助治疗积极开展。

4. ARCO 3期早期　动脉缺血的血运表现，采用带血运自体骨移植术（可联合支撑材料）。

5. ARCO 3期晚期　根据血管闭塞的血运表现情况，可联合支撑材料采用带血运骨移植术，部分年轻、坏死塌陷面积小于2/3的患者可以考虑截骨术或人工髋关节置换术。

6. ARCO 4期　出现严重的髋关节功能丧失或疼痛，应选择人工关节置换术。如果症状轻、年龄小（年龄<55岁），可选择保留髋关节手术，参考血运表现情况，采用带血管自体骨骨移植（如带血管蒂大转子骨瓣联合髂骨移植等）联合支撑材料。保留股骨头的手术常可应用几种术式中的1种或2种以上的组合，非手术治疗也应包含在综合治疗范围内。

7. 年龄因素　是治疗方案选择的另一关键因素。

（1）青壮年：活动量较大，应选择既能保留股骨头又不会对将来的人工髋关节置换术造成不利影响的方案。建议参考血运变化，采用髓芯减压术（干细胞移植）、带血运自体骨移植术、不带血运骨移植术（坏死范围在15%～30%），股骨头坏死塌陷面积小于2/3的患者可以考虑旋转截骨的手术方法。

（2）中年患者：若处于较早期阶段（股骨头无塌陷）应尽最大努力保留股骨头，如采用髓芯减压术、带或不带血运的骨移植术；若处于中晚期，则应结合患者主观愿望及技术条件选择保留股骨头的治疗方案或人工髋关节置换术。采用人工髋关节置换时，假体选择应充分考虑需要二次翻修手术的可能。

（3）老年患者：建议行人工全髋关节置换术，对高龄（年龄>75岁）患者视原日常活动状况、髋部骨质情况、寿命长短的预期等因素而定，建议行全髋关节置换术。